U0002188

發炎世代

為人體的心靈、免疫、疾病
找到和諧與療癒之道

著 黃智群
張芸瑄

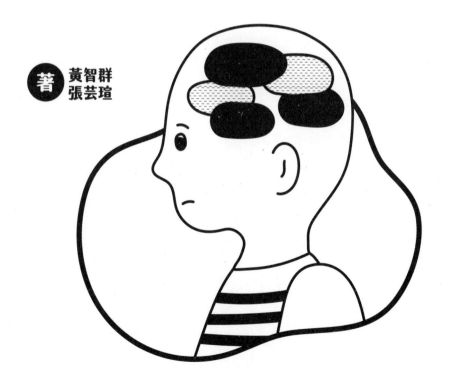

謹獻給我們所愛的父母、元兒與喻兒
也感謝一路教導我們的成功大學師長們

推薦序
健康的
原點

衛生福利部
臺南醫院　院長

國立成功大學
醫學院精神學科　特聘教授
醫學院行為醫學研究所　特聘教授

楊延光　醫師

Foreword

在平日診療的過程中，常遇到病人或家屬以愁苦的表情問我：「醫師，我這個病會好嗎？」，「您有沒有看過比我嚴重的人？」，「吃藥要吃長期嗎？」，這是在診間常遇到的一些問題。看到他們焦急地為疾病求醫治的同時，不禁常讓我想到為何他們現在才來求助，而平日他們是否盡責地將自己的保健做好呢？

人類的壽命延長是靠醫療科技的進步及普及，涉及生死之事人人關心，然而談及如何能長治久安的健康促進工作，許多人都說：「現在還輪不到我，等時間到了再說吧！」在大學課堂中，我常看到許多撐不到十分鐘就呼呼大睡的醫學系學生，他們可不是被迫念這熱門科系的，而是他們的生理節律沒調好。我的同事間喜歡團購零食，然而看到日漸穩重的腰圍，地球也感受到沉重，事實上吃零食也不是因為餓。利用社群媒體努力為自己理念發聲的小網紅們，不一定能改變這世界，但可確定的是經常熬夜及拚收視流量的工作已破壞了自體的平衡，因而啟動慢性的發炎機制。現在大家在意植牙的價格與品質，然其背後的重點預防工作是避免牙周病的發生。健保給付規定每人每半年可洗牙一次以減少慢性牙齦發炎（牙周病），但有多少人使用這資源呢？研究指出牙周病將導致更多的身心問題，包括心肌梗塞、失智症等重

大疾病。老生常談的規律生活、粗茶淡飯、無欲則剛、廣結善緣的處世原則，不只是爲人／環保之道，也有其延年益壽的生理學基礎，其核心機轉之一乃是經由人體的免疫反應來呈現。

黃醫師於成大醫學院畢業後，一直在成大醫院訓練與工作，期間也參與此領域相關的研究工作，與我共事多年，感謝他能利用閒暇時間將人體的心靈、免疫（發炎）及疾病以易懂文字說明，讓讀者能對此三者間的關係更清楚，眞是功德一件。在資訊爆炸的今天，能花點時間，以科學的角度了解這些與自己健康相關的議題是很值得鼓勵的，故樂爲之序。

理性與感性
的地圖

精神科專科醫師，曾任成大醫院精神
科醫師，成大醫院斗六分院精神科醫
師，現於基層診所服務。

作家，著有《男人玻璃心：親愛的，
我想明白你》《擁抱脆弱：心的缺口，
就是愛的入口》，並與插畫家妹妹攜
手創作繪本《刺蝟》、《穿山甲》。

郭彥麟　醫師

什麼是心理學？相信大多數人會有某個直覺的答案，但同時又充滿疑惑。這是一門科學吧？但許多時候卻又像是哲學，討論著人的情緒、感受、行為與思想，有時理性，有時感性，有時在意識裡循著邏輯前進，有時卻又在潛意識，甚或是夢境裡，矇眼一般地，想像著，或以想像飛行。

　　心跳之外，心在哪裡？大腦的黑白影像之中，心靈與精神，又在哪裡？那麼，精神醫學，又是什麼？

　　同樣地，我很難回答你，隨著科學與醫學的進步，已知與未知同時增長，但已知永遠追不上未知。精神醫學是一門醫學，與疾病有關，與生理及腦科學有關，但也永遠離不開心理學與更無所不在的社會學。

　　這種濃霧緩緩散去，卻露出巨大迷宮的感覺，就像是在閱讀黃醫師的文字，一張充滿細節的地圖，有些艱澀，但布滿寶藏。而令人安心與折服的是，黃醫師正是擅走迷宮的探索者，跟著他，即使我們走得緩慢，但也永遠不會迷途。

　　更相仿的是，黃醫師在追逐發炎的知識時，是個涉足遼闊的冒險家與博物學家，Bio-Psycho-Social，從腦中的化學分子，到藉著想像建構的心理學，最後是生命歷程與群體社會的動態，他談

的是人，尋找的是一個人完整的面貌與軌跡，他俯瞰整座迷宮，力將火焰燃燒之處，所經之處，與即將蔓延之處，標記出來。

在書房裡，他一向如此，在實驗室，他一向如此。

在診間，他亦一向如此。

因此，黃醫師總是透過閱讀與研究，認真地準備了一張詳盡的地圖，踏入診間。在診間與真實燃燒的人生接觸後，他的心與眼，在眼前與內心間游走，反覆在地圖中尋找線索，並在生命的燒灼裡，標記地圖。

就是如此充分的理性知識、同理的感性姿態與認真試圖去協助個案渡過黑水，熄滅烈焰的正念，讓黃醫師有足夠的韌性，陪伴個案那段最艱辛的路。

用火來形容「發炎」再貼切不過，而發炎的科學正如火如荼地發展中。壓力與發炎有關、睡眠與發炎有關、飲食與發炎有關、情緒與發炎有關、個性也與發炎有關……但有關不代表必然，就像是一件物品要燃燒起來，除了燃點高低、助燃物（氧氣）充足與否之外，物品本身體質，是不是易燃物？也是個根本，卻未必是必然的因素。

所以許多問題的答案往往不是對不對，是不是，確不確定？

無法像切換開關那樣，非黑……即白。

因此，當黃醫師陪著走過個案部分的生命之後，他會帶著地圖，引導個案再走一遍，讓個案看見，原來在地圖裡，他的身心，已經走到了哪兒？

不可否認地，黃醫師的文字知識密度極高，但相對地，這些是值得反覆細讀的珍貴文字，也是理解自己身心變化，探索生命迷宮，最踏實的基礎了。

讀了黃醫師的著作，彷彿重新上了數堂課，稍稍填補了一些基礎與臨床的知識，也對這些日新月異、無邊無涯的學問，獻上敬意。

對精神醫學，亦對黃醫師。

將艱澀與厚實的學問，在診間的對話與分析間流動，並與真實的經驗對照修正，讓個案體現理論，而不是讓理論去刻版地框架一個人，這就是黃醫師的智慧與哲學，理性與感性的調和了。

作者序
友善對待自己——
新時代利人利己的使命

書寫序言的當下正處全球新冠肺炎流行，人們的身心健康備受威脅，社經活動也全面放緩。病毒侵入人體，引起發炎反應，並透過無比綿密與緊湊的人際交流，短時間內令全體人類陷入危機之中。在充滿未知的恐懼下，我們不禁反思是什麼樣的環境導致疫病橫行？社交隔離後的生活有何轉變？而患有慢性病者被突顯出的脆弱性，又警醒我們平時是如何照顧自身健康？靈長類動物學家珍古德（Jane Goodall）指出傳染病的爆發也許是由於人類長期以來對自然的漠視，比如砍伐森林及傷害動物等。上述種種其實揭櫫了本書宗旨──探討當代生活模式與價值體系如何影響個體及社群的健康狀態。

早在疫病之前，追求效率與收益的全球化資本架構已然深植於各領域，人們不斷加快步伐，竭力榨取自身、他人與環境，即使隱然發覺有異，仍持續受制於時代之輪的運轉。空氣汙染、代謝障礙與作息混亂讓個體於生理及心理都飽受煎熬，埋下傾向發炎的種子。群體也在極端張力中沉淪於過度開發、產能過剩、資本膨脹與消費刺激的深淵。雖然疫情導致了許多不幸與不便，也在某些地方造成人際猜疑與隔閡，但從另一個角度視之，卻反襯出改變的可能，當不必要的消費減少了、應酬沒了，換來更多與

家人相處的時間，而充足睡眠、運動及在宅烹飪令生活顯得規律與溫暖，甚至連工業國的空氣也清新許多。在臺灣，還有一個特殊現象，許多原本不需擠往醫院的病號也因疫情而減少，這讓人們漸漸學會自我照護，避免醫療資源浪費。

在這尚無法確定新冠病毒何時消散的當頭，我們應當視危機為轉機，重新思索人生路向，求得理想實現及身心平衡的兼顧。本書將與讀者一起回顧攸關健康的關鍵因子——慢性發炎，釐清其成因與效應，並理解前述生活型態與環境是如何透過發炎影響身心。學習如何友善對待自己將是新時代利人利己的使命。

最後，後學誠摯感謝師長們的教導與鼓勵：因有陸汝斌教授的啟蒙，以及楊延光教授、陳柏熹教授、蔡少正教授與李怡慧教授的指導，我們才能逐步成長，也感激柯慧貞教授、謝淑蘭教授、與蔡英傑教授的提攜，讓我們有更寬廣的視野與機會，點滴累積知識涵養。本書之所以能順利出版，也有賴遠足文化李進文總編與王育涵主編的協助。感謝您們！

目次

發炎世代

Inflamed
Generation

Contents

發炎世代
——
Inflamed
Generation

Contents

第五章

發炎如何改變心智

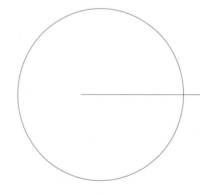

Contents

診療室的
陰影

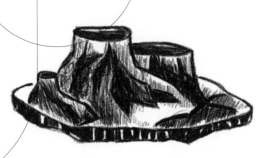

自披上白袍，在歷經數年臨床服務與研究後，一股愈益強烈的使命感逐漸浮現，我意識到自己必須對治療脈絡中的困局有所回應，也思索著如何在有限的門診時間外，協助解答人們心中的掙扎與疑惑。當代最爲普遍的健康議題包括焦慮、憂鬱、肥胖、代謝障礙、心血管疾病與失眠等，這些病狀以彼此糾結與執拗的姿態，展現出對個體與社群的危害。當個案前來門診求助，只要稍加探查，便會發現很少人是只有單一問題的，來診主因往往只是線頭，成串的生理、心理、環境與人際失序會在生命故事的爬梳過程中逐一被發掘出來。在過去，這些面向被認爲有相當程度的分野，但隨著生物醫學進步，我們漸漸了解到生理紊亂、內心

衝突、人際困擾、環境毒物與社會壓迫會以殊途同歸的方式影響**腦部**，並引致全身各處形色病症，這可以從 2013 年第五版精神疾患診斷與統計手冊取消了五軸診斷法看出其端倪 [†]。

在進入後面章節所欲闡述的代謝障礙、心血管疾病與精神疾患的致病原理前，我們必須先了解所有臨床相遇都是個案生命足跡的延伸，疾病根源在哪裡，治療的起點也是在那裡。以下為三則真實案例，文字也許無法體現個案全貌，但希望可以讓讀者透過其脈絡，進而理解本書是基於筆者的哪些觀察與體悟來進行書寫，以利後續章節中的知識內涵能更為貼近讀者的生活境況，並萌發閱讀過程中的自我醒覺。

（一）

纖細優雅的林小姐，留學歸國後任職於外商銀行多年，將滿四十歲的她正為今年能否升上主管而奮鬥。她是業績名列前茅的理財顧問，專為客戶提供投資分析，日夜追逐著海內外政經消息，做足拉攏客戶的努力，與同業激烈競爭。儘管在該領域已是老手，但在投資規模不斷擴大，市場起伏日益加劇下，

她苦笑著說，整天無暇飲食，嘴巴、胃與血流彷彿都被咖啡給充滿，當盯完夜盤，想要休息片刻時，陪伴她的卻只有胸口灼熱、心悸與失眠。是的，林小姐目前仍單身，即便在睡著後，腦海裡都還旋繞著紅綠閃爍的燈號與不斷跳動的數字，根本沒有容納愛戀的空間。與前男友早因聚少離多而分開，連分手都只用簡訊作宣告。本以為可以心無旁鶩地步向事業高峰，但這半年來，不知為何的，她逐漸感到一種無法平復的焦躁與不安，心就像飄盪在暴風雨前的天空，彷彿該做什麼卻又無能為力，緊繃的軀體內充滿疲憊，也失去對生活的期待與熱情。她不斷消瘦，與旁人漸行漸遠，孤獨與憔悴占據了她所能想像的每個生命角落。工作失誤、與同事摩擦、屢次錯過家庭聚會、加以渾身不適與坐立難安，她再也無法忍受那令人窒息的情緒張力！就在一個加班的夜晚，她終於鼓起勇氣，用顫抖的聲音向電話另一頭的醫師老友求救。

† 五軸診斷法是美國精神醫學會於第四版精神疾患診斷與統計手冊中所提出的一種診斷書寫方式，將精神疾患、人格與發展障礙、一般身體狀況、家庭與社會問題、以及功能狀態分成五個軸向來評估與記錄。但近年來專家們認為這樣的分野過於武斷且可能妨礙整合性評估，於是在第五版手冊中取消此種書寫方式。

（二）

「再熬一晚，就可以輪回白班了。」二十五歲李先生是大樓保全，大學畢業後，一邊工作，一邊準備公職考試。生活雖談不上緊湊，但來自旁人的眼光與期待在他心中堆砌成一道高牆，不知何時能攀越的未知與焦慮滋養了一次次落榜後日益蔓延的無助。李先生在家中排行老么，父母從國營事業退休，均已年邁，哥哥是律師，姊姊與姊夫家境優渥。每回家人團聚，他感覺自己就像方向不明的暗點，時不時都會嗅到那瀰漫在空氣中的缺憾。今晚照例拿著手電筒，巡視轄區陰暗角落，強烈光束穿透漫天飛舞的塵灰，他就走在一張由日夜失序與生命悵惘交織而成的迷障中，心跳與喘息清晰可辨，難以言明的恐懼卻蟄伏暗處。就在要返回崗哨，猜想著同事留下的冷便當有哪些菜色時，他忽然感到一陣眩暈，渾身發抖，忽冷忽熱，呼吸與心跳不斷加快，生命似乎隨時可能停止。腦海頓時閃過了所有困窘與不甘，腹部鼓脹而出的氣體令他作嘔。他以僅存的一絲氣力趴在樓梯扶手上，虛弱的按下求救電話，不久後，刺耳鳴笛劃破暗夜，其隨後被送往醫院。

（三）

陳女士去年剛從房仲工作退休，在家休養了好些時日，回想起過去數年不分晝夜、隨傳隨到的業務生涯，自己總在照顧家人與客戶的縫隙間穿梭，不免倒吸口氣，為自己感到辛酸。三十歲結婚後，本想專心家務，但隨著孩子一個個出生，先生工作又遭逢瓶頸，在沉重經濟壓力下，她只好透過朋友介紹，加入房仲行列。對於原本個性內向、自我要求高的她，那形色各異的屋主與買家、繁瑣的交易環節，以及業績導向的人際競合，無不令她心力憔悴。因工作而壓縮的家庭生活，連帶讓夫妻與親子關係也變得緊繃，其中有嫌隙、怨懟，也有猜疑。每每衝殺於車陣，吸著汙濁空氣、在趕往看屋地點的途中時，她不禁問自己：工作的初衷為何？為了家計？還是漸漸變成逃離家庭的藉口？這些年下來，陳女士身形益顯肥胖，睡覺時鼾聲大作，皮膚暗沉，氣色愈來愈差。就在前年剛邁入五十歲時，伴隨更年期而來的不適、失眠與煩躁，讓她決定接受一套完整健檢。一週後，寫滿紅字的報告出爐，失控的血糖與血脂就如她所言：「像極了這時代賣不出去卻又高高掛著的房屋售價。」

睡眠、情緒與代謝問題彼此加重，儘管她已認真服藥，卻仍陷入難以跳脫的迴圈，病情始終不穩。最後，她決定卸下工作，調整生活步調與重心，並重新檢視自己與家人的關係。

當個案走入診間，尋求的是診斷、治療，抑或是寬慰？當會談開始，治療者同理的觸角又能延伸到多遠？以追求實證為自詡的臨床工作者，除了按照最新科學指引，確立診斷，安排後續處遇外，是否察覺到還有多少未被言明的圈套與困境仍讓個案深陷其中，且令自己同感無力？如有所謂當代科學無法處理的絕症，那是否也有我們窮盡其力仍難以扭轉的人際或環境惡意？也許是它隱而未發，也或許是你視而不見，然而更可能的是你我都束手無策，只好選擇沉默與隱忍。對於這些我們無法消弭，也不知要以什麼樣的視角來看待它的「惡意」，就姑且讓我們稱其為「診療室的陰影」吧。一道道深邃而綿長，隨著時間日益蔓延的陰影，令治療的努力不時顯得蒼白而乏力。

陰影的面貌紛繁多樣，有些是赤裸的人性欲念、有些是離奇的愛恨糾葛、有些是天外飛來橫禍，甚至還有那令人戰慄的文明威脅。前者尚止於個體層次，但文明危機尺度之巨大卻讓人

屏息。身處其中的我們豈能毫無感覺？除非久經豢養而早已馴化，不然人們絕對有發出怒吼的理由。究竟文明中的哪些質素會對人造成傷害並迫使人走入診間？根據馬斯洛（Abraham Harold Maslow）需求理論[†]（圖 1-1），最基本的需求爲生理的滿足，

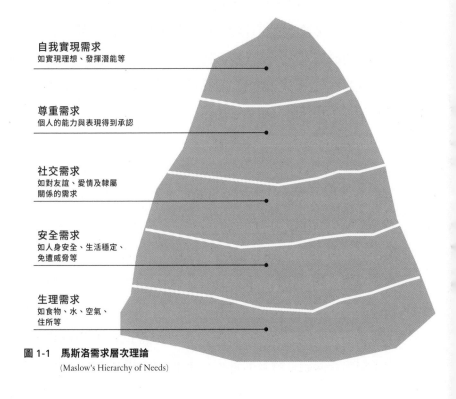

自我實現需求
如實現理想、發揮潛能等

尊重需求
個人的能力與表現得到承認

社交需求
如對友誼、愛情及隸屬
關係的需求

安全需求
如人身安全、生活穩定、
免遭威脅等

生理需求
如食物、水、空氣、
住所等

圖 1-1　馬斯洛需求層次理論
(Maslow's Hierarchy of Needs)

---

†　馬斯洛（Abraham Harold Maslow）為美國心理學家，以需求層次理論為
　其代表性論述，該理論指出人類的需求可以分成生理的需求、安全的需求、
　社交需求、受尊重的需求及自我成就的需求五大類。

例如空氣、飲食、和睡眠等。但曾幾何時，這些需求卻成了奢求，愈來愈多個案於診間訴說著日日與體重拔河、夜夜與失眠纏鬥的苦惱，近來亦時常吐露對空汙的恐懼與無奈。我們不該因爲問題的普遍與乏味，而視其爲理所當然；當人們對鋪設於生存空間的百般陷阱視而不見時，誰也別想倖免於難。需求理論的結構就像一座金字塔，當基礎動搖了，遑論安全感、歸屬感、及自我實現等更高需求的穩固？當人們長期處在飽受逼迫與威脅的艱難中，從生之窘迫轉而陷入深層抑鬱與偏執時，治療者又如何與個案在侷促的治療場域中找到出路？

　　人們終日爲工作拼搏賣命，高度張力下的身心失調令飲食與睡眠紊亂不堪；但在偷得浮生半日閒時，卻又因爲從張力釋放，其愉悅與興奮感讓生活依然失序。凡事有其代價，當身體的平衡、豐厚與彈性，被用來交換世俗成就，或純粹放縱時，其終將走向劣化與崩解。我們應該可以理解，不可能有一種藥可以完全抵銷抽菸、熬夜或無節制飲食對身體代謝的影響；也不可能有一種藥可以全面抗衡高壓環境對心智功能的傷害。再者，當治療者給了處方（無論是藥物或心理治療），人們的抗拒與反詰，是反應了對自身問題之難解的自知，還是一種擔憂治療者過度化約問

題的抗議（你有感受到我記憶中的那些創傷嗎）？個案期待治療者看見並同理其身後種種人際、環境與內心困頓的企求呼之欲出。

「吃藥又不能解決問題！」

「現在吃了藥不就一輩子都要吃藥？」

「覺得吃了藥，彷彿就是投降了，再也沒辦法靠自己過想過的生活，是一種恥辱。」

「他們會不會覺得就是我有病，跟他們或制度無關？」

是故，當代種種不利於身心穩定的生活型態與價值體系就是籠罩在治療室的最大陰影。久而久之，當陰影的存在顯得理所當然時，人們竟也或主動或被動地拋棄了自身權利──擁有抗炎減壓的生活。你可曾出現以下念頭？

「最近壓力那麼大，工作那麼多，不吃一下大餐對不起自己！」

「偶爾犒賞一下自己不會怎樣啦，以後少吃就好了。」

「這份報告很重要，我一定要把它做好，熬夜幾晚，之後再補

眠就好了。」

「難得有放鬆的時候，要把握今晚做想做的事，用來睡覺太可惜了！」

「我還年輕，不趁現在盡興一番，將來不就沒機會了？」

諸如此類的認知一次次將我們拉回深淵，即便或有懊悔，個體仍冥頑地重複下一輪循環。如此僵固地執行自毀，人們是無知、無辜、還是明知故犯？

醫師：「讓我們再複習一下這些行為對身體的傷害吧。」

個案：「醫師，這些我都知道。但不知為什麼，每次剛要展開新生活時，就彷彿有股力量把我拉回去；甚至有些聲音告訴我，我註定會失敗，我不值得這樣，還是算了吧。」

若我們打從一開始便被訓練將大部分精力投入學習、事業與名利，將評價生命的自主權讓渡給現代社經體系時，不正如同將自己的脖子套上繩索，懸在社會機器的齒輪上，任其旋轉嗎？人

們脆弱的身軀在其中顯得搖搖欲墜，而靈魂亦在激烈競爭中漸形枯槁。這當中含有什麼企求、恐懼或憎恨？還是如工具制約[†]中，「刺激－反應」的連結，於一次次誘導與催化下，令那相互矛盾的行為不斷自我增強與重現？又或者如美國心理學家塞利格曼（Martin Seligman）所闡釋的習得性無助[‡]，我們已經在百般挫敗後舉了白旗，徹底放棄改變的機會？

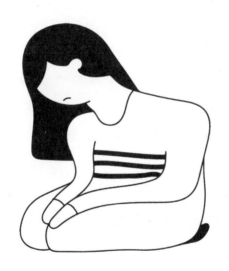

[†] 工具制約是指個體在採取行動後，會根據所得到的後果或回饋來調整後續行為。比如當小孩子考試得到好成績，被父母大大獎勵後，便會增強他繼續努力準備考試的行為。

[‡] 塞利格曼（Martin Seligman）為知名心理學家，其透過實驗證實動物在遭受多次挫折後，會產生消極行為，並呈現出自我放棄的現象。在後續對人類的觀察中，也可看到類似情形，個體似乎認定自己再也無法改變困境，陷入無助與絕望。這種從後天經驗所「習得」的無助信念也被認為與憂鬱的形成有關。

不是的，這不該是人們的宿命，不健康的生活型態與環境毒害絕非我們理當承受，企業營利所產生的外部成本，諸如汙濁不堪的空氣、品質低劣的食物，以及非人性化的工作條件，都應當從你我生命的脈絡中被剔除，至少，它不該是阻擋我們追求身心健康的障礙。這不是唐吉訶德式的衝撞，更非癡人說夢，即使我們一時無法革新大環境的政治、市場與法規，但只要願意改變，運用最新科學知識，使用合宜保健策略，從疾病的樞紐，亦即本書主題——慢性發炎著手，是可帶來巨大轉變的！

　　個案：
　「一次次重蹈覆轍，讓我覺得好挫折，一定是我不夠好，我是
　　個軟弱的人。」
　「我又不可能擺脫這些壓力，就這樣過一天是一天就好了。」

　　醫師：
　「在險惡環境中找尋改變的機會，你已是擁有自覺的勇者。」
　「自覺是改變慣性的力量。」
　「哪怕是些微的覺察都可以為黑暗帶來光明。」

診療室的陰影不會自動褪去，如果我們任其擴大、延伸，人體自我調整的能力會像反覆拉扯後逐漸裂化的橡皮筋，或像是不斷伸縮後彈性疲乏的彈簧，超出極限，然後崩毀；而醫病間的關係也終將消磨殆盡，深沉的失望與無助可能讓個案再也提不起繼續治療的勇氣。有鑑於此，本書嘗試陪伴讀者從了解發炎的概念出發，回顧最新科學研究，洞察發炎的源頭與後患，也深入了解發炎如何改變我們的心智，並於最後提出實證可行的改善方案，鼓勵人們拿回生命自主權，恢復自我的和諧與完整。

如何
正確看待
發炎

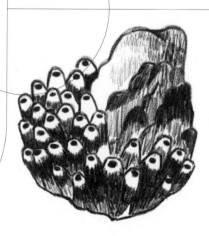

Chapter 02

聽到「慢性發炎」時，你的腦海會浮現什麼樣的印象？是生硬的專有名詞、通俗的模糊表達、具體的生理感受、還是抽象的危險訊號？當代人們對於慢性發炎的態度是如何被形塑的？不同生命階段的感受又有何不同？在進一步了解慢性發炎的科學知識前，我們先一起來釐清此一詞彙在社群中的涵義與影響。美國著名作家蘇珊・桑塔格（Susan Sontag）[†] 在《疾病的隱喻》中寫到「**疾病並非隱喻，看待疾病最真誠的方式——同時也是患者對待疾病最健康的方式——是盡可能地消除或抵制隱喻性思考。**」慢性發炎是一種複雜但精確的生理現象，唯有經過實證才能確切指出某種疾病是否與慢性發炎相關。**對醫學概念的模糊認**

[†]　蘇珊・桑塔格（Susan Sontag），被譽為「美國公眾的良心」，對社會文化有敏銳洞察與批判。

識往往容易造成偏見，而偏見會妨礙人們行使正確的自我照護。「慢性發炎」不是販賣恐懼的載體，但也不宜以輕描淡寫的泛泛之論取代疾病實貌。唯有真正認識我們所討論的「發炎」，不受偏見所圍，才能坦然地將其放在生命中適當的位置。

關於發炎的偏見

發炎（inflammation）一詞源遠流長，被用來作為一種生理現象的代稱。在過去，「發炎」多半黏附於某個組織或器官上，如傷口發炎、胃發炎或鼻子發炎等，有明確的形象與範圍。當有人被告知某某部位發炎了，他便會直覺的前往某某專科就醫。這樣的指涉方法有其清晰

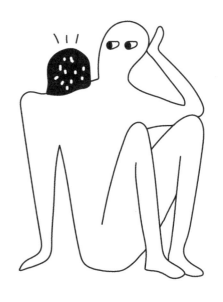

性、便利性與實用性。事實上，當代醫學專科及次專科的蓬勃發展，不也是循著類似脈絡將身體進行解構與分化？從羅馬博物學者凱爾蘇斯（Aulus Cornelius Celsus）標註了發炎的四大特徵——紅、腫、熱、痛，到瓦格納（Rudolph Wagner）利用顯微鏡觀察急性發炎時血球於血管中的活動，近百年來，西方醫學將疾病透過視覺化的方式加以理解，引導人們聚焦、解剖、與分析更微觀的病理世界，試圖運用科學技術與研究資本的極限來突破疾病束縛。然而，以此模式建構的參考框架卻不易被人們接受。如果發炎是局部事件，是微觀世界的現象，那藥從口入後是否會無端波及他處，例如最常被提及的肝、腎？如果藥物可以「壓制」視覺上如此鮮明的紅腫，其勢之猛難道不會傷身？電子顯微鏡下極其所能的放大、染色與分子標示，是不是反而帶給人們更強烈的身體完整性被破壞與解構的恐懼，而視醫療為非人性的工業？

無論在中文或英文的語意裡，「火」都經常被用來當作發炎的象徵。「炎」中有兩個火字，而發炎的英文單字「inflammation」則來自拉丁文「inflammare」，原意為點燃（to set on fire）。此外，「火氣」、「燥熱」或「氣躁」等詞彙有時也被放在一起作為類比。然而，這樣的聯想合乎事實嗎？如果發炎被比做「熾熱」的騷動，那人們是否會將消炎藥貼上「虛冷」的標籤？如果發炎需要「降火」，那該把它降到多低？又如果「燥」或「躁」是發炎的概念，那「躁」鬱症的躁是發炎，鬱就不是嗎？奧地利哲學家維根斯坦（Ludwig Wittgenstein）提出的日常語言哲學[†]中說到：「人們不能只憑直覺猜測一個詞是如何起作用的，而應該仔細觀察並學習它是如何被使用的。」事實上，人們對「火氣」的通俗想像也與真正中醫理論不盡相同，「火氣大」這個名詞時常被用來作為某些症狀形象上的概括，而非嚴謹的理論指涉。**當人們對於醫學辭彙的使用，只是出於一種模糊印象，而非基於背景意涵的充分理解，便會造成如維根斯坦所說的「對語言的錯誤理解與使用，使哲學（恕我代換成醫學）成為空洞的形上學」。**

微妙的轉變——對發炎的新認識

　　近年來，一些關於發炎的嶄新描述逐漸被提出，令人們對發炎的態度有了微妙轉變。

　　其一是關於「慢性全身性發炎」的介紹似乎讓人更能夠敞開胸懷去接納。有趣的是，所謂「全身性」的說法與過去那種「局部性」是相對的，而更貼近「體質」的全人概念；「慢性」也與過去的「急性」或「猛烈」不同，看似有較多「調理」與「保養」的空間。人們看待現代醫學與自身的關係時，經常就像某種相互敵對的依賴，在理智及現實上也許還可勉強接受，但在情感上卻有著猜疑、憎惡、失望與無奈。當慢性拉開了時間尺度，個體彷彿掙得了某種自主與迴旋的餘地，保留了在健康維護工程上的主體性。其實慢性發炎在被個體察覺前，大多已經存在漫長時日，除非出現明顯可辨的併發症，不然在一般醫學檢查上，並無特定影像或數據異常。這樣的模糊性讓人們有尋求其他詮釋方式的機會，得以暫時迴避實證醫學的指導路徑。從這個脈絡看來，酸鹼體質理論 ‡ 曾經大行其道多時並不讓人覺得意外，儘管它從頭到尾都缺乏科學證據的支持。

---

†　維根斯坦（Ludwig Wittgenstein）是 20 世紀最有影響力的哲學家之一，在數學邏輯與語言哲學領域有獨到成就，代表著作包括「邏輯哲學論」及「哲學研究」。所謂語言哲學是對語言的用法、來源及其本質作理性研究，並試圖通過語言分析來解決哲學問題。

‡　酸鹼體質理論主張酸鹼不平衡是導致各種疾病與肥胖的元兇，並認為可以透過中和酸性來恢復健康。然而該理論已被證實為偽，其創始人亦於2017 年時遭到判刑。

其二讓人們態度轉變的，就是對某些組織或器官竟然也會發炎的認識！比如「腦部」發炎會引發精神疾患的證據，反而增加了大眾對診斷的信賴。過去，人們面對看不到具體組織或器官病變的精神疾患經常抱持著懷疑，那是裝得嗎？是被附身嗎？但找到腦部發炎的證據後，終於獲得解答的如釋重負進一步增加人們接受治療的意願。再來，心肌梗塞過去被認為是吃太好或不運動的結果，帶有汙名化的標籤，但當新的研究指出發炎才是導致冠狀動脈阻塞的關鍵，而非膽固醇時，那汙名化的解除也帶給人們莫大寬慰。

然而，如同某些已被濫用的醫學名詞：「神經衰弱」、「抗氧化」或「偏頭痛」等，慢性發炎的概念未來也有可能會被過度推衍。小時候，受傷後的嚎啕大哭，反應了擔心身體會不會壞掉與怕被責難的恐懼，但在痛感稍退後，隨即可以跑跳玩樂，忘了傷口的存在，把發炎當作短暫災難。事實上，除了嚴重氣喘或自體免疫疾病外，多數時候發炎都被當成是一種可受控制的身體反應。但近年來，一方面由於「慢性發炎」模型的新穎陌生，以及癌症的備受關注，人們逐漸將「癌」的概念及其所伴隨的恐懼直接鏈結於「慢性發炎」上。當然，這很可能跟癌症本身強大無比

的渲染力有關，但以此為借鑑，**我們必須慎防「慢性發炎」被輕率地引用，避免成為類似「醫療名詞自助餐」的形式，任人取用**。就像我們不會只看到房屋漏水就成天擔心房子是不是海砂屋，甲事件到乙事件之間的連結其實有很多關鍵因素是不容被忽略的。我們應確切地理解醫學是科學，「慢性發炎」唯有不被濫用與汙名化，才能被適當的討論與防治。

發炎與生活的連繫

本書除整理發炎形成的前因後果外，也**試圖說明我們所建構的生存環境與生活型態是如何促成慢性發炎的流行**。在生物學中，有一個稱作「生態位建構」的概念，意指生物體的行為改變了他們所生存的環境，其變化大多有利於生物本身，例如蚯蚓重塑了土壤的物理與化學性質，使土壤變得適合牠們生存。因此生物體不是只能被動接受天擇，也有能力改變環境，影響演化路徑。那人類呢？人類影響環境的能力遠超過其他物種，我們透過複雜認知與運用資源的能力，想讓生活變得更加豐富與舒適，卻也付出了沉重代價。有學者寫到：「肥胖的疾病元素可能不在脂

肪本身，而在於當代工業生態位對個體所造成的擾動。對抗肥胖較有效的方法也許是改善環境，而非對個體施以藥物或行為治療。」[1] 慢性發炎不也是嗎？我們不能只將它放在個體的層次去思考，因為**發炎也是文明的產物與困境**。此外，慢性發炎也有難以被歸責的特性，不像工傷所造成的肢體問題還算冤有頭債有主，慢性發炎的根源很可能是來自許久之前的某段環境傷害，或是他人、組織的惡意，例如受虐、霸凌、職業傷害或汙染；也可能是多重因素所構成。因此，人們不知不覺間陷入塔雷伯（Nassim Nicholas Taleb）所提出的「不對稱陷阱」[†]，我們默默為客體的行為承擔風險、付出代價，卻難以回溯責任歸屬，最後只好摸摸鼻子，自認倒楣，在無奈與無助中艱難地活著。

在簡要理解「發炎」概念的流變及其與個體、乃至文明的多層次關係後，我們來為**慢性發炎**描繪出一道輪廓：它是人體的防衛、修復、警訊、或病理，需要被謹慎觀察與控制；它不是將人體過度化約、解構的醫療概念，亦非定義模糊、流行通俗的宣傳口號；**它與個人的行為模式相關，但不等同意志的欠缺或墮落**，唯有放在社會文化架構下視之，才符合理性與公允。由於當代科學的進步，不管是藥物或行為治療，都是經過無比嚴謹的研究，

確認安全有效後，才會被應用於臨床。面對慢性發炎的我們，理當要接受這些良好的治療方案，而不是聽任那些充滿個人經驗與偏見、夸夸而談卻不著邊際的虛妄想像，貽誤健康決策。因此，本書的寫作方向是將目前關於慢性發炎的龐大學術量體加以整理，**讓讀者可以在認知上充分做好準備，強化實踐的動機與能力。**

† 塔雷伯（Nassim Nicholas Taleb）為知名哲學家與作家，對風險管理有精闢見解，著有多本暢銷書。其中，「不對稱陷阱」一書指出社會中有許多專業或職位從來不必為其行動付出合理代價，而是將風險轉嫁給別人，導致社會關係中的不對等困境。

發炎的
前因、機制
與後果

Chapter 03

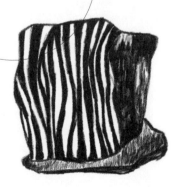

發炎本是人體正常的防禦機制，舉凡面對病菌、異物或受損細胞，身體皆會啓動一連串反應嘗試將其移除，並爲後續修復作好準備。**不足或過度的發炎皆不利人體生存，恰如其分的平衡才是維持健康的關鍵**。日常生活中常見的發炎例子如青春痘、刀子劃傷、感冒腫痛的咽喉、或受胃酸刺激的食道，其特徵是紅、腫、熱、痛與伴隨而來的功能減損。有些時候發炎可能會慢性化，雖然紅腫早已消退，但持續性的發炎卻造成更深度的傷害。

　　人們對發炎的概念並不陌生，每個人從小到大都歷經了數不勝數、強弱不一的發炎歷程，如果沒有發炎保護，我們大抵都活不過童年。然而發炎就像雙面刃，在保護我們的同時，也可能造

成併發症。多數時候，我們可以找到發炎相對應的生理目的，例如對抗病原體，但慢性發炎卻超出生理需求可以解釋的範疇。由於慢性發炎相關學理的複雜，人們大多不清楚慢性發炎是怎麼形成的，也不知道所謂長期低程度發炎對健康會有什麼樣的影響。多數人或許不知道在一次感染或創傷後，腦部會持續受到發炎物質的浸潤而改變功能；也不了解因壓力所引起的發炎會如何影響身體代謝。在本章中，筆者將依序介紹慢性發炎生成的學理、徵兆、以及潛在後果。而關於當下社會最普遍的三大健康議題：空汙、肥胖與失眠是如何造成慢性發炎的機轉則將在第四章中詳細討論。

現在，就讓我們開始吧！

發炎的形成

要讓人們願意改變行為的慣性，必須找到足夠動機，因此接下來我們會花不少篇幅一起仔細了解慢性發炎的前因、機制及後果，讓大家能深刻意識到即使是最不起眼的行為習慣都可能帶來發炎的後患。所以一開始，就讓我們耐下性子，先好好了解發炎

的歷程及相關名詞涵義，這將有助於對後續章節中更複雜內容的吸收與理解。

　　人體中參與發炎反應的主要成員包括免疫細胞、血管、荷爾蒙及繁複的訊息傳遞分子。成員間有無比精細的互動，彼此反饋、協調、刺激與抑制，如跳舞般，循著音樂節奏演出曼妙舞步，如果次序出了差錯，就像是搶拍踩到了舞伴的腳，樂聲猶在，舞者卻已鼻青臉腫；當外來刺激物，如細菌、病毒、或有毒微粒入侵身體，或是創傷造成了細胞損壞時，平日駐紮於組織裡的免疫細胞便會藉由表面的模式辨別受體（pattern recognition receptors），辨識出外來物表面的型構（pathogen-associated molecular patterns）或自身細胞受損後的樣態（damage-associated molecular patterns）（圖 3-1）。當免疫細胞因此活化後，會分泌出發炎介質，如細胞激素或血管活性胺等，引起血管擴張，增加血管通透性與血流量，使組織顯得又腫又熱。更多的巨噬細胞、嗜中性球、與樹突細胞接著便聚攏過來，與外來物或受損細胞短兵相接，將其吞噬，並釋出如活性氧類（reactive oxygen species）或活性氮類（reactive nitrogen species）等物質毒殺病原體。某些發炎介質也會增加我們對疼痛的敏感性，並與後續功能

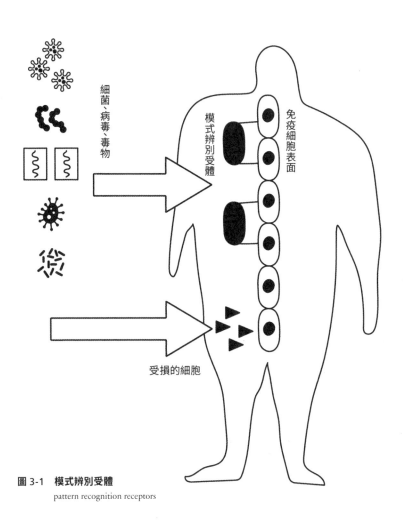

圖 3-1 模式辨別受體
pattern recognition receptors

第三章 發炎的前因、機制與後果
發炎世代 INFLAMED GENERATION

減損有關。如果再進一步觀察對特定病源更具針對性的免疫反應，也就是採精準打擊手段者，那還有所謂細胞免疫和體液免疫兩種程序。細胞免疫是指由 T 細胞所主導的對異常細胞的攻擊，比如癌細胞、受感染細胞、或外來細胞等；T 細胞還可細分成輔助型 T 細胞（helper T cell）、細胞毒性 T 細胞（cytotoxic T cell）、及調節性 T 細胞（regulatory T cell）等不同角色。而所謂體液免疫，則是與抗體形成有關。當第一次入侵人體的病原體被免疫細胞吞噬後，其上的一些成分（抗原）會被抗原呈現細胞（如樹突細胞）拿去刺激 B 細胞。B 細胞活化後，會製造出與該抗原最具親和力的抗體，使其與抗原產生專一性結合，阻止病原體繼續感染其他細胞。抗體也會與巨噬細胞結合，使巨噬細胞吞噬抗原，達到清除病原體的目的。

一般來說，當引起發炎的原因被消除後，上述歷程便會終止；然而持續的、失調的、及不具適應性的慢性發炎卻在許多疾病裡扮演重要角色，如過敏、癌症、代謝症候群、或動脈粥狀硬化等。慢性發炎盛行於世，且日益猖獗，根據美國蘭德智庫（RAND Corporation）統計，西元 2014 年時，大約六成的美國人有慢性發炎相關疾病，且其中有四成患者罹患不只一種疾病[2]。

即使從全世界的角度來看，數據一樣驚人，大約每十個人之中就有六位死於慢性發炎相關疾病。日本文科省的科學技術振興機構更針對慢性發炎開啓了專案研究計畫，足見此議題的重要性。說到這裡，還需懷疑我們是否正處於慢性發炎的世代嗎？如仍無解決的對策，專家們認爲慢性發炎的盛行率將會在未來三十年繼續攀升。

引起慢性發炎的原因有很多，包括外來刺激物、自體免疫問題、內在代謝異常、作息紊亂與壓力過度等。就先以大家最熟悉的感染來說，有些細菌、病毒或寄生蟲並無法被免疫系統給清除，例如結核菌、B 型肝炎病毒或某些寄生蟲等，它們會在人體內安營紮寨，與免疫大軍長期抗戰，因而造成持續性發炎；自體免疫疾病則是因爲免疫系統對體內成分的耐受性（immune tolerance）失去作用，而不斷引起特定或多處部位發炎。隨著醫療進步，我們已有相當能力及早發現並控制住各種感染與自體免疫疾病，然而對於其他造成慢性發炎的原因，比如長期異物暴露（如空氣懸浮微粒）、經年累月的壓力、以及作息與飲食障礙（如失眠、肥胖），我們卻關注過少、疏於防範。偏偏身體就像一座邊境管制不夠嚴格的國度，內外有頻繁互動，如果沒有足夠自

覺，放任恐怖分子般的物質自由出入，內部又無良好管理，日夜運作秩序混亂，體內微觀環境便會漸趨失衡。

　　爲什麼上述因素可以造成慢性發炎呢？科學家們試圖從更細膩的生理機制來加以了解。有學者指出，模式辨別受體中有一個種類稱爲類鐸受體（Toll-like receptor），它鑲嵌於免疫細胞的細胞膜上，在受到病原體刺激後，會透過一連串細胞內訊號傳遞，活化一種轉錄因子——核因子 kappa B，使其進入細胞核內將特定免疫基因表現出來（圖 3-2），諸如促發炎細胞激素（proinflammatory cytokines）、趨化因子（chemokine）、及細胞黏附分子（cell adhesion molecules）等便被釋放進入血流中，進一步改變其他細胞與組織的生理性質。除此之外，有時即使沒有病原體入侵，而是細胞破損後跑出了像 ATP、DNA、或 RNA 等原本應被妥善儲藏的物質——即稱爲危險相關分子型態（danger-associated molecular pattern）的訊號，類鐸受體也會活化。人體中已被發現的類鐸受體有十一種亞型，分別負責辨認不同的刺激源，其中第四種亞型與慢性發炎關係密切[3]。有研究者利用格蘭氏陰性菌上的脂質來誘發第四型類鐸受體引起慢性發炎，甚至有研究指出，癌細胞可透過第四型類鐸受體的活化造成慢性發炎，

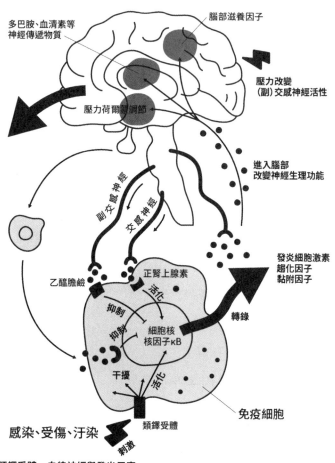

圖 3-2 類鐸受體、自律神經與發炎反應

參考資料:Raison, C.L., L. Capuron, and A.H. Miller, Cytokines sing the blues: inflammation and the pathogenesis of depression. Trends Immunol, 2006. 27(1): p. 24-31.

促進腫瘤血管新生[4]。也許未來可發展出針對類鐸受體及其訊號傳遞系統的控制方法，治療慢性發炎疾病。

　　近年來，科學家也發現身體會製造一種引起發炎反應的物質，稱作「發炎體（inflammasome）」。此種分子複合體會促進細胞激素 IL-1β 和 IL-18 的分泌，導致受損細胞死亡。目前已發現四種型式的發炎體，會在多種器官的細胞裡生成，於不同疾病的發炎歷程裡各有其角色，如心臟病、痛風、或阿茲海默症等。有些理論認為，造成冠狀動脈疾病的元兇並非膽固醇，引起阿茲海默症的主因亦非類澱粉蛋白，而是因為發炎體的生成與代謝出現異常才釀成大禍[5,6]。還有一種稱為高遷移率族蛋白 1（high mobility group box-1）的物質，除了參與基因轉錄外，在細胞外也是重要的發炎介質。發炎體感知到各種內生或外源的危險訊號後，會調控免疫細胞高遷移率族蛋白 1 的釋放[7]。各種細胞死亡過程也是讓不同種類的高遷移率族蛋白跑到細胞外的重要原因。高遷移率族蛋白可以刺激類鐸受體，釋放細胞激素，並促進免疫細胞的趨化，其功能異常被認為與硬皮症、畢賽氏症候群、或紅斑性狼瘡等自體免疫疾病有關[8]。還有，S100A9 是一種表現在嗜中性球上的鈣離子偵測器，參與了細胞骨架重組與花生四烯酸

（arachidonic acid）的代謝；當發炎時，S100A9 會被釋放出來，刺激白血球聚集與細胞激素分泌，並且調控發炎體的活化 [9]。有研究指出 S100A9 的過度表現可能與老化相關的慢性發炎有密切關聯 [10]。

　　粒線體功能異常也是造成慢性發炎的生理成因之一，更精確的說，二者互為因果，形成惡性循環。粒線體是細胞的能量工廠，進行大量氧化還原反應，調控細胞分化與凋亡，其重要性不言可喻。此外，粒線體也參與了促發炎訊號的傳遞，來自粒線體的受損相關分子型態（damage-associated molecular patterns）會活化凋亡蛋白酶（caspase-1），與發炎體形成有關 [11]。如此重要的部位一旦發生問題，便會帶來災難。當粒線體功能異常，活化發炎體後 [12]，又進一步增加促發炎激素，引起發炎。此外，粒線體還有一種稱為自噬作用（autophagy）的功能，會清除老化的細胞內蛋白質、胞器、或微生物，維持細胞恆定。但當自噬作用活性改變時，也會造成發炎，與老化、癌症、神經退化及自體免疫疾病有關 [13]。舉例來說，類風溼性關節炎患者的白血球內有明顯增加的自噬體（autophagosome），且其數量與發炎指標高度相關 [14]。

第三章　發炎的前因、機制與後果
發炎世代 INFLAMED GENERATION

在免疫細胞方面，當急性發炎轉為慢性時，進入組織的白血球類型會從嗜中性球變成以巨噬細胞及 T 細胞為主，而致病性 T 細胞被認為與多發性硬化症等中樞神經的慢性發炎有關[15]；也有學者指出巨噬細胞所引發的心血管代謝異常，會激化後續慢性發炎，並招來更多 T 細胞到病變處；周邊關節的慢性發炎則被認為與間質細胞（mesenchymal cell）及 T 細胞的互動至為密切[16]。**除了促發炎路徑外，慢性發炎的形成也可能與抑制發炎的機制弱化有關**。細胞激素 IL-10 有強力的免疫抑制效果，而調節性 T 細胞則可以減少自體免疫抗體的產生，當 IL-10 或調節性 T 細胞功能不全時，如脫韁野馬般不受遏抑的發炎便會蔓延開來。有日本學者嘗試提出一種四階段模型，用以描述慢性組織發炎的機轉（圖 3-3）。第一階段為免疫 T 細胞活化；第二階段是活化的 T 細胞累積在特定組織；接著第三階段細胞激素被強化；進入最後階段時該組織對細胞激素的敏感性會過度增加。一連串免疫事件的結果便是持續發炎，並造成自體免疫疾病[3]。

談到發炎，不可能不提到人體中一個與免疫反應密切相關的內分泌系統：下視丘－腦下垂體－腎上腺軸（hypothalamic-pituitary-adrenal axis, HPA 軸）。當人們感受到

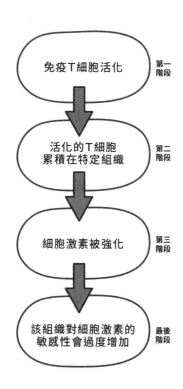

免疫T細胞活化　第一階段

活化的T細胞累積在特定組織　第二階段

細胞激素被強化　第三階段

該組織對細胞激素的敏感性會過度增加　最後階段

圖 3-3　慢性組織發炎的機轉

身體或情緒壓力時，下視丘會分泌促腎上腺皮質素釋放激素（corticotropin-releasing hormone），刺激腦下垂體分泌促腎上腺皮質素（adrenocorticotropic hormone），促腎上腺皮質素再刺激腎上腺分泌糖皮質素（glucocorticoid），如皮質醇（cortisol）（圖 3-4）。從感受壓力到血中皮質醇濃度升高只需要幾分鐘的時間。HPA 軸活化會提高個體的警醒度與專注力，調節醣類、蛋白質與脂肪代謝，抑制白血球與細胞激素的活性，幫助個體去適應壓力的挑戰。HPA 軸也會受到促發炎細胞激素 IL-1、IL-6 和 TNFα 的刺激，增加促

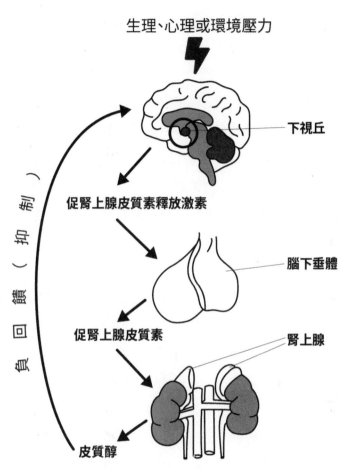

生理、心理或環境壓力

下視丘

促腎上腺皮質素釋放激素

腦下垂體

促腎上腺皮質素

腎上腺

皮質醇

負 回 饋 （ 抑 制 ）

圖 3-4　壓力與 HPA 軸
Stress and the HPA axis

腎上腺皮質素和糖皮質素的分泌，反過來抑制促發炎因子。有些發炎疾病的病情會有日夜變化，其實也與 HPA 軸的週期性活動變化有關。正常來說，糖皮質素可以負回饋（negative feedback）下視丘和腦下垂體，抑制促腎上腺皮質素釋放激素和促腎上腺皮質素的進一步分泌，暫停 HPA 軸的活化，保持系統彈性。然而，當 HPA 軸受某些因素影響而失調時（如壓力過度），便可能持續活化或低落，反而減弱人體對壓力的反應能力，破壞免疫系統。也有研究指出，長期的細胞激素刺激會減少糖皮質素受體及下游抗發炎基因的表現，導致人體對糖皮質素的敏感性鈍化，惡化發炎 [17, 18]。例如，有研究探討冠狀動脈心臟病合併或不合併憂鬱症的患者，其體內發炎反應是否有差別？結果發現：合併憂鬱症的個案，血中發炎指標較高，而糖皮質素接受器的敏感性卻較低 [19]。我們可以推論，憂鬱症個案的 HPA 軸異常，以及對糖皮質素的反應性降低可能是體內持續發炎的原因。HPA 軸失調也與肥胖、癲癇、和骨質疏鬆症等發炎疾病有關 [20, 21]。

除了從荷爾蒙和細胞激素這種較為「化學」的角度來了解發炎外，我們亦可透過神經系統的觀點來切入，比如自律神經對發炎調控便有舉足輕重的影響。所謂自律神經系統包含交感與副交

感兩個次系統，當我們處於安適放鬆的狀態，副交感活性會較高；但當處於高張壓力下，心心念念著要鬥或要逃等關乎存亡的反應時，交感神經活性則特別旺盛。副交感神經分泌乙醯膽鹼，抑制核因子 kappa B 的表現；相反的，交感神經分泌正腎上腺素，促進核因子 kappa B 的表現[22]（可參見圖 3-2，見 P58）。如前所述，核因子 kappa B 會轉錄出更多的促發炎介質，如 IL-1β、IL-6 和 TNF-α 等，引起系統性發炎。在合適的壓力與放鬆交替下，二者可以作很好的協調；**然而如果壓力過於劇烈或持續太久，經常性的向交感系統傾斜，便可能引起慢性發炎，造成代謝症候群、老化或惡病體質（cachexia），甚至增加死亡率。**此外，心律變異性（heart rate variability）被認為是自律神經穩定性的重要指標，當變異性減低了，意味自律神經失衡，也會增加罹患心臟病，甚至是猝死的風險。研究指出壓力所引發的心率變異性降低與發炎指標升高有關[23-25]。值得一提的是，自律神經與發炎的關係並非單向，亦即發炎物質也會影響自律神經運作，如組織受傷後，巨噬細胞與內皮細胞會釋放 IL-8，而 IL-8 是第一個被發現會誘發交感神經興奮並導致疼痛的內生性物質[26]。隨後，IL-6、TNF-α 和高遷移率族蛋白 1 等發炎介質也都被發現可以調

控交感神經活性 [27-29]。

此外，有一種稱爲亞炎症（para-inflammation）的概念也日益受到重視。所謂亞炎症是指介於正常與全面發炎之間的中間狀態，它的形成可能跟組織本身的功能異常有關，而非病原體或組織受傷所引起。有學者認爲，也許是組織試圖恢復平衡的過程中產生了亞炎症的現象。那有哪些因素會導致組織功能異常呢？可以是基因問題，也可以是環境因素，比如高熱量食物、缺乏運動、或作息不規則等。組織失衡後會引發程度不一的免疫活動，有時更招引了組織外白血球的進入。此外，亞炎症也可能肇因於體內恆定設定點的問題，如血壓或胰島素感受性的異常，進一步造成組織功能惡化 [30]。**總的來說，即使沒有外患（病原體），但壓力與生活型態所造成的內憂（體內失衡）便足以產生發炎。**

讀者可以發現**慢性發炎起因於免疫系統的過度活化與失去平衡**，持續存在的刺激源可透過交感神經、壓力荷爾蒙及特定分子機制（如發炎體）引起經久性發炎，又或者短暫卻深刻的傷害亦能啓動神經內分泌與免疫系統的交互作用，於惡性循環下招致長期的發炎損壞。下文我們將進一步指出哪些個體因子是**發炎的溫床**，協助讀者加以辨識並防範。

傾向發炎的因子

　　什麼人比較容易罹患慢性發炎呢？其實就跟許多疾病一樣，基因與環境的互動決定了疾病形成與否。除非是本身就足以致病的決定性基因（如地中海型貧血）或遇到無比險惡的環境（如有機溶劑中毒），不然多數時候只有在易感性基因（讓個體較易受環境影響的基因）遇到致病環境時才會讓個案罹病。以精神疾患來說，即使人口學資料、成長背景、及社會支持系統都相似的一群人，遇到同一場天災，蒙受了同樣可怕的災損，也未必都會罹患創傷後壓力症候群。因此，專家們希望找出是否有一些基因會讓個體較易出現慢性發炎，使其在面對不良生活型態或環境時，身心更顯艱難。儘管目前對這類致病基因的介入手段仍相當缺乏，但回顧這些資料可以增加我們對慢性發炎的了解。

ϕ 上游因子──基因

　　首先，負責訊號傳遞的細胞激素在發炎反應裡扮演關鍵角色，如果因為基因型不同而影響了細胞激素功能，就會讓整個反應有不一樣的面貌。一種主要由輔助型 T 細胞所分泌的細胞激

素 IL-17，已知與慢性發炎有關，它會刺激 IL-6 和 IL-8 的產生，在類風溼性關節炎、乾癬性關節炎、和發炎性腸道疾病中有其角色。IL-17 有數種基因多型性，有些跟癌症風險有關，有些則與氣喘有關。IL-6 在前面發炎機制的介紹中已屢次被提及，它的某種基因型式會增加糖尿病患者心血管疾病與心肌梗塞風險。IL-1 也在全身性發炎中位居要角，尤其它的亞型 IL-1β，被發現有某種基因型和牙周炎有關。p53 為腫瘤抑制蛋白，是幫我們抵禦腫瘤形成的重要成員，當它發生變異時，反而會增強核因子 kappa B 的活化，延長發炎。在小鼠實驗中，p53 突變者在暴露到一種會引起腸炎的有毒物質後，會歷經持續性的嚴重腸炎，並且有很高的機率轉變成腸癌。缺氧誘導因子是一種轉錄因子，主要會在細胞缺氧的狀態下活化，其已被確認與發炎及癌症密切相關。參與缺氧誘導因子活性調節的一種酵素——脯胺酸羥化酶（prolyl hydroxylases），在某些基因型態下與紅血球增多、脂肪變性、或胰島素抗性有關，被認為是研究慢性發炎的候選基因[31]。

一份 2016 年收案達八萬人的研究，試圖找出多種慢性發炎疾病的共通基因，結果發現 PARK7（與乾癬、潰瘍性結腸炎有關）、ERAP2（與僵直性脊椎炎、潰瘍性結腸炎有關）、UBASH3A

（與原發性硬化膽管炎、潰瘍性結腸炎有關）、TYK2（與僵直性脊椎炎、潰瘍性結腸炎有關）、與 FUT2（與僵直性脊椎炎、乾癬有關）對發炎有顯著影響 [32]。值得注意的是，有些基因未必總是促進發炎的角色，在某些疾病中甚至可能是保護性基因，足見發炎機轉之複雜。另外，瑞典一研究團隊也發現一個與慢性發炎高度相關的基因，neutrophil cytosolic factor 1 (NCF1)，它讓免疫細胞可以快速釋放大量活性氧類，毒殺病原體，但當發生變異時，則會造成關節炎和腦脊髓炎 [33]。發炎體是強大的免疫反應調控蛋白，而其相關基因 NOD2 則被發現與腸炎和家族性類肉瘤症（Blau syndrome）等疾病有關 [31]。

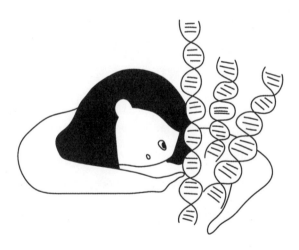

ϕ 下游因子

雖然以目前的醫療技術，上游基因問題尚難以被根本性的處理，但還有許多導致發炎的下游因子是可以被識別，並透過積極介入而加以改善的，茲列舉如下：

（一）壓力

現代化後，雖然人類壽命延長、生活便利，但也面臨到壓力型態的巨幅改變，比如全球化競爭、頻繁輪班與遷徙、以及瞬息萬變的社經情勢。經久性的壓力不利於人體恆定，如前述的 HPA 軸和自律神經失調，並造成許多疾病。據估，**大約有八成的疾病都與壓力應變系統活化有關**，至於該系統又是如何引起器官病變，愈來愈多證據指出慢性發炎扮演關鍵角色。以工作壓力來說，工作勞累或輪班都會讓血液中的發炎指標較高 [34, 35]，其被認為與心血管疾病有關 [36]；而壓力應變系統活化也會透過發炎造成肝臟細胞凋亡 [37]，代表工作太累真的傷心又傷肝！除周邊外，甚至連腦部都深受發炎所害，例如壓力會增加腦中的促發炎激素並活化微膠細胞 [38]，而壓力所引發的糖皮質素分泌則會損壞大腦前

額葉與海馬迴運作，**對認知功能相當不利**。若是遭逢急性壓力，腦部免疫系統也會釋放高遷移率族蛋白 1，活化微膠細胞 [39, 40]，使其體積變大，分支膨脹，並分泌大量細胞激素，召喚周邊單核球過來，加劇腦部發炎。

根據何慕斯與雷伊壓力評量表（Holmes and Rahe Life Stress Inventory；圖 3-5，見 P73），生命中最重大的壓力為配偶過世、離婚、分居、和入獄，其他常見的則有生病、失業或負債等。我們可以發現，這些壓力事件除了讓人們的自尊、安全感、歸屬感、及被愛感受到剝奪外，也都會帶來顯著的人際關係與作息型態變化。當壓力侵蝕了我們賴以生存的根基，無論從心理、生理或社會層次來看，都令個體難以維繫自我的完整。創傷後壓力症候群正是關於壓力如何改變身心狀態的典型例子。根據統計，創傷後壓力症候群的終生盛行率約 7.8%，在女性更高達 10%，當個體生命受到威脅、重傷或性侵後，可能產生如情緒改變、反覆經歷創傷記憶、逃避行為與過度警覺等症狀。系統性回顧指出，創傷後壓力症候群個案確實有全身性的發炎，並且增加了罹患其他疾病的風險 [41]。此外，HPA 軸在創傷後壓力症候群個案中也有功能失調的現象，儘管目前對於活性改變的型態尚未有定論。

關於壓力，也有學者提出一種稱為身體調適負荷（allostatic load）的概念，用以描述生物體透過生理或行為改變來恢復恆定的過程：**當個體長期承受壓力，使身體需要不斷努力去維持平衡時**（通常是透過 HPA 軸和自律神經），便會造成身體耗損，我們稱此為身體調適負荷。有學者更進一步區分兩種過度負荷的類型：

1. 第一種是個體所需的能量超過從環境中所能取得的，於是個體便會進入存亡關頭模式，透過減少能量消耗，試圖重新達到平衡。比如鳥類會在春天食物豐盛時繁育下一代，但若氣候改變，食物來源減少，鳥類便會減少生育來維持存活。

2. 第二種過度負荷的類型則是環境資源雖然不虞匱乏，卻因社群衝突或運作失能（比如受圈養的動物），導致成員的糖皮質素、神經傳遞物質、或發炎介質分泌異常，**當代我們所承受的壓力顯然屬於這一類**。

值得注意的是，**在第二種過度負荷中，成員往往不會逃離社群**，所以唯有透過學習以及社群結構的調整才能改善現況。**本書的初衷正是基於此認識，希望與讀者一起改變觀念與作為，重新找回群體的平衡。**

事件		分數 事件壓力程度價值	發生次數×分數
1	配偶死亡	100	
2	離婚	73	
3	分居 (婚姻)	65	
4	入獄	63	
5	近親或家庭成員死亡	63	
6	個人疾病或受傷	53	
7	結婚	50	
8	被解雇	47	
9	婚姻復合	45	
10	退休	45	
11	家人的健康情形改變	44	
12	懷孕	40	
13	性困難	39	
14	家庭成員增加(新生兒降臨)	39	
15	事業再適應	39	
16	經濟狀況改變	38	
17	好友死亡	37	
18	換不同的工作	36	
19	與配偶爭執的次數改變	35	
20	鉅額貸款	31	
21	抵押品贖回權被取消	30	
22	工作職責的改變	29	
23	子女離家	29	
24	與姻親發生衝突 (或有問題)	29	
25	個人非凡的成就	28	
26	配偶開始或停止工作	26	
27	開始或停止上學	26	
28	生活環境的改變	25	
29	改變個人習慣	24	
30	與上司不合	23	
31	工作時間或條件改變	20	
32	搬家	20	
33	轉學	20	
34	改變休閒習慣	19	
35	改變宗教活動	19	
36	改變社交活動	18	
37	新增小額的貸款	17	
38	睡眠習慣改變	16	
39	家人團聚次數改變	15	
40	飲食習慣改變	15	
41	度假或旅行	13	
42	重要節日	12	
43	輕微違法 (如交通罰單)	11	

圖 3-5　何慕斯與雷伊壓力評量表

Holmes and Rahe Stress Scale (adults)

（二）口腔健康

刷牙流血，吃冰牙齒痠軟，是再常見不過的口腔問題。我們從小便被告知，那是牙周病，是由囤積在牙齦的細菌不斷分泌毒素，造成牙周組織發炎，最終導致牙槽骨吸收和牙齒鬆動的疾病。但更重要的是，**它的危害並不僅止於口腔，而是全身性發炎**。不妨試想，注重衛生的你每次吃東西前挑三揀四，充分洗手，結果竟放任壞菌無時無刻不在你的嘴巴裡釋放發炎物質，循著血液進入心臟、腦部、甚至孕婦的胎盤，豈不是很矛盾嗎？牙周細菌透過複雜的機制避開免疫攻擊，地盤穩固後，伺機深入人體。有研究指出，牙周細菌可以引起動脈粥狀硬化，還會分泌一種酵素，與類風溼性關節炎的自體免疫抗體有關[42]。在孕婦胎盤中也可以找到牙周菌的蹤跡，並引起高濃度細胞激素分泌，與胎兒低體重、早產、或子癲前症有關[43]。牙周發炎患者亦有較高的氧化壓力及較低的抗氧化能力，血液中的發炎指數較高[44]。一項前瞻性研究顯示，若積極治療牙周炎，將可顯著減少血漿中的發炎指標，再次確認了處理牙周炎對改善系統性發炎的重要性[45]。

（三）抽菸

衆所周知，抽菸會引發口腔與呼吸道的發炎反應，例如抽菸者罹患牙周炎的比率是不抽菸者的四倍，而且抽得愈多，病情愈嚴重[46]；抽菸也會讓慢性阻塞性肺病的細胞激素升高並且容易急性惡化[47]。除了局部發炎外，我們更關注的是抽菸會不會引發慢性系統性發炎？有學者分析了抽菸者身上七十八種生物指標的變化，發現老菸槍會有多種系統性發炎指標的異常，而戒菸後，隨著時間拉長，指標似乎可以回到正常水平[48]。抽菸除了會增加促發炎激素外，也會減少抗發炎激素，增加了罹患過敏性疾病，甚或自體免疫疾病的風險[49]。此外，我們也熟知抽菸會惡化多種發炎相關疾病，如血脂異常、糖尿病與心血管疾患。有研究試圖釐清尼古丁在上述發炎反應中扮演什麼角色，比較了一般菸與無煙菸品（smokeless tobacco）跟慢性發炎性疾病的關係，結果發現只有一般菸會增加類風溼性關節炎、多發性硬化症與潰瘍性結腸炎的風險，作者認爲非尼古丁的成分可能是更重要的致病因子[50]。然而，晚近也有研究指出，尼古丁會引發嗜中性球釋放胞外網狀結構（neutrophil extracellular traps），其與發炎反應密切

相關，因此像電子菸等無煙菸品仍是有高度致炎風險的可能[51, 52]。況且，尼古丁衍生物也早被發現會使得 DNA 甲基轉移酵素蛋白（DNMT1）在細胞核中不正常累積，造成抑癌基因失靈，導致癌症[53]。

（四）性荷爾蒙失調

性荷爾蒙被證實與免疫系統關係密切，比如它可以影響淋巴球功能、抗體生成、及壓力荷爾蒙調控等。男女性荷爾蒙對免疫系統的影響有其不同之處，比如女性對抗原有較強的抗體反應能力，這就是為什麼女性比較不會受病毒感染，卻較易罹患自體免疫疾病的原因之一。總體而言，雌激素會抑制 T 淋巴球的功能，卻增強 B 淋巴球活性；而雄激素則是兩者都抑制。因此我們在臨床上可以觀察到一個現象，有些只與 B 淋巴球有關的自體免疫疾病絕大多數發生在女性，而若是與 T 淋巴球較有關者，男女罹病比例則沒那麼懸殊。在粗略了解性荷爾蒙與免疫系統的關係後，我們再來看它的不足是否可能造成發炎。一篇 2016 年發表的回顧性研究指出，女性在停經或接受卵巢移除後常會出現系統性發炎的跡象，在接受荷爾蒙補充後，發炎便會消退[54]。有學者

甚至懷疑女性荷爾蒙低落所造成的發炎可能跟認知功能退化有關 [55]。在男性方面，低睪固酮被認爲與老年男性的發炎傾向及冠狀動脈疾病有關，給予睪固酮補充後，會減少促發炎激素，增加抗發炎激素 [56,57]。而一項針對年輕男性的研究也顯示，發炎激素與總睪固酮濃度呈負相關，顯示睪固酮不足可能引發年輕男性的系統性發炎，不利整體健康 [58]。其他支持此類發現的研究也指出，給予睪固酮也許可減少糖尿病、冠狀動脈疾病及攝護腺癌患者的促發炎激素 [59]。但對於哪些個案應接受荷爾蒙補充治療，或者該於什麼時機、該接受多久的治療則需更多研究加以釐清，而一般民衆也應與婦產科或泌尿科醫師充分討論相關利弊後，再行決定是否接受治療。

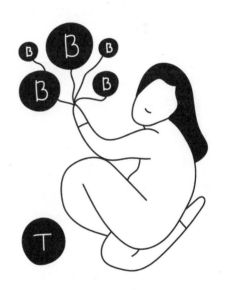

（五）空汙、肥胖與失眠（含睡眠呼吸中止症）

由於這三大問題的盛行，無論一般民眾或門診個案皆爲其苦不堪言，每每需要很多的討論與衛教，因此本書另闢於第四章中闡釋此些議題。

各個生命階段的發炎危害

防患於未然對提升大眾健康而言是再重要不過的觀念，那麼綜觀人的一生，慢性發炎可以從什麼時候就開始？近數十年來相關科學證據陸續出爐，其結果著實令人怵目驚心——**原來發炎可能源自我們生命的初始階段！**本節我們將從造成兒童、孕婦、及胎兒的發炎危害開始談起，接著會再補充各個特殊生命階段，比如更年期與老年期的發炎議題，期盼不同年齡層的讀者能在閱讀後，自我檢視、修正、並尋求協助，也可以對身旁有需要的人給予關懷及提醒。

ϕ 兒童期

早年的不幸是否會延伸到成年？人們心理的傷，身體會用何種形式記住？一般來說，舉如情緒虐待、身體虐待、性虐待或忽略都會造成孩童心理創傷，在過去便已發現這些創傷與許多精神疾患相關，如情緒疾患、物質濫用、侵擾行爲及自殺等。據統計指出，將近四成的童年時發作精神疾患與童年負面事件相關，也有三成的成年時發作精神疾患與其有關[60]。就像一朝被蛇咬，十年怕草繩一樣，人們小時候歷經可怕的傷害後，往後會對壓力更加敏感，情緒反應愈加強烈。在一次次心理／腦內風暴後，最終陷入難以回復的困頓狀態。

2012 年一篇統合分析指出，童年負面經驗如受虐或父母過世，與其後的精神病（psychosis）風險高度相關[61]。在身體方面，**孩提時受虐經驗也是日後肥胖及三高的危險因子**[62, 63]。基於以上發現，科學家想進一步了解**究竟是什麼生理機制導致這些現象發生，結果發現慢性發炎扮有重要角色**。

我們不難想像，受虐者的壓力應變系統，包括 HPA 軸和自律神經會在創傷後長期處於異常狀態。由於 HPA 軸會調控重要

的抗發炎荷爾蒙，一旦身體對其產生抗性，加以情緒及交感神經的過度警覺，身體便容易發炎。後續章節中我們會講到慢性發炎對身體及腦部的影響，這都讓受虐者更無餘裕應對日後壓力，加速老化與疾病形成。除了虐待外，其他家庭困境，如父母育兒技巧不佳、婚姻衝突、或缺乏凝聚力等，也令個案處在傾向發炎的狀態，未來面臨挑戰時會有較劇烈的發炎反應 [64-67]。有些個案在經年累月的發炎衝擊下，逐漸失去體內平衡與彈性，進而出現代謝與心血管疾病，也容易因為自體免疫疾病而住院 [68]。

一篇 2010 年發表的研究更指出令人擔憂的發現，**童年負面事件的傷害會一直延伸到生命晚期**，除了讓個案出現慢性發炎外，細胞端粒（telomere）也比一般人更為縮短，加速老化 [60]。遺傳物質裡的端粒可被視為生命基石，它的縮短與癌症、心臟病、及死亡率有關。孩時受虐的影響如此之大，無怪乎上述文章的作者評論到：「童年不幸給生命蒙上了綿長的陰影（Childhood adversity casts a very long shadow）」。這與本書首章的感嘆——診療室的「陰影」，不正是不謀而合嗎？

除了家庭問題外，近來備受重視的霸凌議題是否也會引起類似不幸？被霸凌者長期遭到情緒、社交、甚至身體的不當對待，

除了容易有焦慮、憂鬱和缺乏安全感等負面情緒外，也容易出現腹痛、頭痛、睡眠障礙、和食慾不振等身體症狀。一篇 2014 年發表的研究指出，**被霸凌者會出現全身性發炎，發炎指標上升程度甚至與被霸凌次數相關，且發炎會持續到成年** [69]。作者指出被霸凌者的後續健康問題，很可能就是因為發炎所引起。有了以上認識，我們應該更積極保護孩童與青少年免於被霸凌的恐懼，否則這些早期社交壓力所扭曲的身心狀態終將讓社會付出沉重代價！

最後，我們來看看關乎家庭維繫的另一常見壓力——生命早期的低社經狀態是否會引起發炎？有研究發現社經地位確實與孩童的發炎有關，而且在童年早期便已出現 [70]。一份針對美國 6004 位三歲到十六歲孩童與青少年所作的發炎因子調查，發現肥胖、收入與族裔差異都是重要因子 [71]。而另一篇於

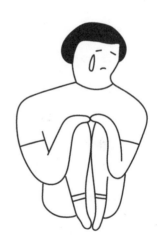

2019 年發表的系統性回顧進一步指出，孩童與青少年期的低社經地位會讓個體在成年時出現較高的發炎指標，但這樣的關聯可在控制成年期社經狀態後消失 [72]。儘管目前對於這個議題尚未有定論，但我們也許可以假設：生命早期的社經弱勢確實會引起發炎，只是這樣的社會及生理困境可以透過日後生計條件的改善來予以消弭，可見社群對弱勢兒童及青少年的生涯支持有多麼重要！

此外，我們還可從精神疾患形成的歷程，來推論生命早期發炎所可能造成的效應。過去有些研究從人們出生開始便定期作認知功能、心理狀態與生理變項測驗，試圖釐清疾病究竟是在生命中的哪個階段發生，結果發現很多思覺失調症個案在剛出生時與一般小孩沒有明顯不同，甚至有些智商還略高一些，然而在五歲過後便逐漸退化，最後於青少年至成年之間發病。這是否與個案在幼年時期所承受的基因——環境壓力互動有關？而慢性發炎是否也在其中扮演致病角色？答案很有可能是肯定的（詳見第五章）。在這些實證基礎上，我們還能說佛洛依德的「六歲前定終身」是無稽之談嗎？現代科學研究與前人觀察的不謀而合，大大啟發了我們關於「**發炎始於童年**」的觀點。有了這樣的理解，如

果說當代爲人父母者可以多爲子女做些什麼的話，大概就是**及早開始協助他們防範發炎**，並以身作則，維持正確的生活型態與壓力調適，這將令孩子們一輩子受益無窮。

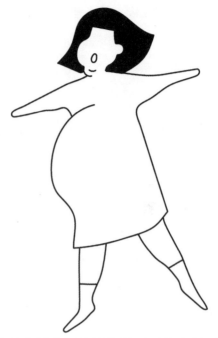

ϕ 孕產期

前述提及**幼年負面事件會造成慢性發炎，並與日後代謝障礙及腦部功能異常有關**，儘管這已讓人驚訝，但我們不禁想問，慢性發炎對我們的影響是否可能來得更早？

一項 2018 年發表的研究總共收案 84 名孕婦，在每個孕期都會抽血檢查 IL-6 濃度，IL-6 被認爲是一種攸關腦部發展的發炎指標。在出生後四個禮拜，新生兒的腦部連結型態會被用功能

性磁振造影分析；孩子 2 歲時，也會測試其工作記憶（working memory）表現。研究結果顯示，**發炎指標愈高的孕婦，孩子的腦部連結性及認知功能都較差**[73]。研究人員指出，未來我們應該找出究竟有哪些母體、社會或環境因子會透過發炎的機制影響胎兒腦部發育。舉例來說，過度壓力與不良飲食已知會造成人體發炎，那是否也會在孕婦身上發生？如果會的話，是否會對胎兒造成傷害？一項關於孕婦肥胖的研究發現，肥胖所引起的發炎會導致巨噬細胞與促發炎介質累積於胎盤，這樣的環境會增加胎兒日後肥胖的風險[74]。另一項研究亦指出肥胖孕婦的發炎可能造成胎兒代謝異常，並引起長大後的胰島素抗性及第二型糖尿病[75]。有回顧性研究認為母體肥胖之所以會造成胎兒日後的胰島素抗性，可能跟細胞內質網膜壓力[†]反應增強，令細胞處於不穩定狀態有關[76]。甚至有學者認為，有鑑於現行減重策略的成效不彰，也許未來可透過肥胖母親懷孕時的治療介入，改善子宮內環境，預防胎兒成年後的肥胖[77]。

　　究竟母體發炎還會透過什麼機制影響胎兒呢？研究指出，母體的身心壓力可透過荷爾蒙反應而對胎兒的 HPA 軸、腦部神經傳遞物質及認知功能形成「編程效應」[‡]，這樣的改變將是未來

罹病的根源[78-80]。一項關於其分子機制的研究提出以下觀察（目前這類研究仍以動物模式為主）：小鼠母體在懷孕中期時的發炎會增加胎盤中色胺酸轉變成血清素的量，讓胎兒前腦接觸到較多的血清素，影響腦部發育[81]。另一項研究則發現，小鼠母體的系統性發炎對胎兒神經細胞與膠細胞都有影響，尤其是造成海馬迴細胞萎縮，此與日後的學習及記憶功能缺損有關[82]。此外，如果母體感染所引起的發炎會影響胎兒發育，那不同的病原體感染會造成不同結果嗎？有研究將懷孕的小鼠分成兩組，第一組注入格蘭氏陰性菌的內毒素脂多醣（lipopolysaccharide），第二組注入模擬病毒感染的聚肌胞苷酸（polycytidylic acid），他們觀察到兩組母鼠都會表現出焦慮行為，前者還會食慾減低；在胎兒方面，第二組會出現生長遲緩及感覺運動發育異常。若探究到細胞層次，兩種毒素都會引起發炎反應，脂多醣組會減少胎兒某些腦神經元的表現，而聚肌胞苷酸組則會有腦部麩胺酸受體增加的情形[83]。最後，我們引用母體感染是否會增加胎兒未來罹患思覺失調症風險的回顧性研究，作者指出不管從流行病學資料或血清免疫反應來看，感染確實會增加未來的罹病風險，**且母體的發炎反應及細胞激素作用是造成胎兒腦部受損的原因**[84]。有學者指出母體若在

---

† 內質網為細胞內製造與運送蛋白質的重要部位，如果細胞受到某些刺激，導致蛋白質不正常累積於內質網中，就會產生「內質網壓力」，其與發炎及許多病變有關。

‡ 胎兒的基因會與子宮內環境產生交互作用，使其生理機能出現一種運作模組，或是程序化的現象，我們稱其為編程效應。比如母體的營養、感染、或皮質醇分泌等都可能是影響編程的因素。

第二孕期出現過高的 IL-8 會增加下一代罹患思覺失調症的風險 [85]；而在其他研究中，TNF-α 增加也被認為與精神病風險有關 [86]。另有證據顯示抗生素普及與預防注射的推行可能是降低某些地區思覺失調症發生率的部分原因 [87]。

綜上，我們了解到**從生命的最一開始，母體發炎就已影響了胎兒的代謝、內分泌與神經系統發展**，這對疾病預防與健康促進的公衛決策有重大啓發，比如孕前疫苗接種、體重控制、壓力管理、食物選擇、與睡眠改善等。若我們未來能釐清各種孕前發炎因子各自透過何種免疫機制造成胎兒傷害，也許還可經由精準治療來阻斷其病程。

ϕ 更年期

如前所述，女性荷爾蒙在發炎調控中擁有舉足輕重的影響力。以女性的雌激素來說，它的確有抑制發炎的能力，但有時卻也促進發炎，要往哪個方向走取決於下列變項：免疫刺激物種類（異物或是自體抗原）、參與的細胞類型、目標器官、生殖階段、雌激素濃度與受體、及細胞內的雌激素代謝狀況。而 HPA 軸及交感神經系統也可能受雌激素調控而產生促發炎狀態。因此我們

沒有辦法化約地說女性荷爾蒙變多或變少對發炎有何影響，以下僅就「停經（menopause）」這個狀態下，可能出現哪些發炎議題來做討論。首先，女性停經後，會明顯增加罹患心血管疾病及認知退化的風險，因此有一些研究想探討停經後是否較易出現發炎，進而造成上述現象的發生。比如學者指出女性停經後會有明顯較高的血清澱粉樣蛋白(serum amyloid A protein)、組織纖維蛋白溶酶原激酶（tissue-type plasminogen activator）、及單核細胞趨化蛋白－1(monocyte-chemotactic protein-1)，顯示發炎指標惡化，而且與腹內脂肪的堆積明顯有關[88]。停經後頭三年的血管發炎指標會上升，可能會惡化動脈粥狀硬化[89]；而常見的更年期症狀——潮熱（hot flash）的嚴重度，也與血管發炎相關[90]。所以不管從哪個角度來看，**發炎都是停經後心血管疾病形成的重要因素**。有了這樣的認識，我們應當協助停經後女性實踐生活型態的調整，包括抗發炎飲食及運動，以減少相關疾病的風險。

除上述代謝議題外，近來關於停經、發炎與失智的關係也被熱烈討論。比如，在阿茲海默症的病程中可以看到神經發炎的跡象，而更年期的荷爾蒙變化又與發炎關係密切，因此有學者嘗試釐清更年期、發炎、與 APOE ε 4 基因型（被認為是阿茲海默症

致病基因）的交互作用，以及上述作用跟阿茲海默症病程的聯結 [91]。整個脈絡是這樣的，女性中年過後的老化及荷爾蒙變化會引起慢性發炎，限制了微膠細胞清除有害物質的能力，導致免疫功能衰退（immunosenescence）；而缺乏雌激素作為能量調控（bioenergetic）的腦部，在面對某些 APOE ε 4 基因型所造成的脂肪代謝異常時，也會妨礙微膠細胞功能，導致神經元受損與退化。作者亦指出，上述多種變數交互作用的複雜性，可能是造成過去阿茲海默症抗發炎藥物試驗失敗的原因。唯有我們清楚了解個別的發炎型態，包括造成發炎的原因、處於發炎進程的什麼階段、以及所牽連的分子機制，才能作精準的抗發炎治療。

此外，另一份研究探討了停經、發炎與肥胖的交互作用對阿茲海默症的影響 [92]，作者指出女性老化後，本來就會有發炎的現象，而停經更進一步惡化發炎，導致神經功能損壞及 β 類澱粉的沉積；從另個角度來看，發炎與停經也都會促成腹部肥胖，其亦與阿茲海默症有關，若在完全停經前給予雌激素補充，也許可以減少肥胖與認知功能的退化。綜上所述，女性在中年後出現了如此巨大的生殖老化（reproductive aging）現象，以及所伴隨的發炎問題，這可能是女性比男性有更高的阿茲海默症罹患風險的

原因。

最後，更年期心理壓力也是值得探討的議題。就如前面所提，壓力是造成發炎的顯著因子，那女性在停經後已有發炎傾向時，是否會更容易因爲壓力而發炎？腦部功能因停經所產生的改變是否會影響到對壓力事件的感受性？而在不同社會文化下，停經是否會帶來不同的意涵與衝擊？有些研究指出當女性在經歷潮熱（hot flash）時，其壓力荷爾蒙（cortisol）會有所增加[93, 94]。另一項針對墨西哥馬雅（Maya）與非馬雅女性的研究則指出，更年期感受到的壓力大小與潮熱及夜汗的嚴重度有關；而不同種族的女性對停經症狀的壓力感受也確實有所不同[95]。儘管目前沒有足夠證據回答此前的提問，但也提醒我們，在觀察停經－壓力－發炎三者的互動時，**必須保有對文化議題的敏感性**。

小提醒

由於性荷爾蒙的生理機能相當複雜，不當使用可能造成難以想像的負面效應。因此讀者若有興趣了解自身性荷爾蒙狀態或相關治療資訊，請務必諮詢婦產科醫師，才能獲得最佳的建議與照護。

ϕ 老年期

雖然人們習慣以六十五歲做為跨入老年的切分點，但若以生理狀態的觀點視之，顯然有失精準，因此**以下內容將以生理學上的「老化（aging）」作為主要探討的對象，而非只以年齡作依據。**

在了解老化與發炎的關係前，我們先來看何謂老化。個體在漫長的生命歲月中，會因為環境與基因的交互影響而使得生理狀態逐漸改變。從遺傳物質、細胞、組織、器官到各個系統的運作都可以看到時間所留下的痕跡，比如縮短的染色體端粒、不斷累積的基因變異、還有愈來愈難以恢復的身體恆定。在前面發炎機制的介紹中有提過亞炎症的理論，如果老化代表著人體各部位的逐漸失衡，那不正是發炎的溫床嗎？事實上，慢性低程度發炎的確是老化的特徵之一，且與多種疾病相關，這個現象在近年來被以「老化發炎（inflammaging）」一詞作為代稱。其背後的原理是免疫系統長期受到內在代謝廢物或受損細胞的刺激，導致促發炎激素上升，形成一種持續性的發炎狀態。其他與之有關的成因還有營養過度、腸道菌叢不良及慢性壓力等。

其中，若是由營養／代謝問題所造成，又可以稱爲「代謝性發炎（metaflammation）」。甚至有學者指出，**在長期發炎後，即便解除了那些已知造成發炎的原因，比如讓血脂回到正常，慢性發炎仍經常會持續下去，原因就在於細胞老化及免疫系統的失調**。換個角度想，如果說老化發炎是人體在面對幾十年重荷下的一種反應，用以維持高度身心張力下的運作，那我們有可能只因改善一兩項生理指標（有更多是我們看不到的），就讓傾斜的大樓回歸正常嗎？

　　除了代謝異常外，其他如老化過程中生長激素與維他命 D 濃度的減少也與發炎指標上升有關。目前已有研究深入到細胞層次去描述老化與發炎的關係。比如細胞遭到自由基破壞後，活化了核因子 kappa B，啓動發炎基因，引起連鎖反應，被認爲是驅動老化的力量。此外，粒線體在老化過程中的功能退化也可能是原因之一。粒線體衍生的一種受損相關分子型態（damage-associated molecular patterns）如果不受良好管控而釋出，也會引起發炎。

　　當逐漸老化的身體不斷發炎時，人體也可能透過 HPA 軸，分泌有消炎能力的皮質醇來抗衡，學者稱此爲「抗老化發炎

（anti-inflammaging）」。然而，隨著時間逝去，持續升高的皮質醇反而減損了免疫、代謝、骨質、肌肉、血管、認知與情緒功能，讓個體更加衰弱。如果這個過程有點難以理解，就讓我們舉心衰竭來作比喻吧。當個體出現高血壓時，心臟為了充分供應血流到全身，會試圖壯大自己，突破擋在前方的壓力，我們稱此為心肌重塑。然而若持續高血壓，心肌不斷擴大變形的話，反而會肥大而無力，成為大家經常聽到的心衰竭。前述身體嘗試以皮質醇來抗老化發炎的過程就像心肌重塑一樣，終將讓身體各部分扭曲失衡，無以為繼。在原始時代，因為人類壽命不長，長期發炎的影響還不是很顯著，但平均餘命已達八十歲的現代，人體經年累月承受了那麼多超乎原本生理設計所可以承擔的壓力，慢性發炎於是成了疾病的源頭。

發炎的徵兆

綜上所述，我們了解到慢性發炎的成因、機制、與不同生命階段的關係。接下來，很多人可能會問：「醫師，我怎麼知道自己有沒有慢性發炎？有什麼檢查方法嗎？」事實上，目前檢驗慢

性發炎的實驗室或影像學方法尚未普及於臨床，如細胞激素測定或腦部發炎掃描等檢查大多來自較高階研究單位的專案計畫。那麼，治療者是如何判斷個案是否有慢性發炎呢？關鍵就在於臨床症狀／徵兆的分析，其可協助治療者以最有效率且最貼近病患主觀經驗的方式進行診療，亦可讓個案在每次門診之間做自我觀察與記錄，就像每天量血壓一樣，有利於篩檢、追蹤、與溝通。

以下我們將慢性發炎的常見症狀、徵兆逐一列出。

（一）疲倦

那是一種無止盡的疲憊，找不到可以恢復精力的方法，感覺全身彷彿被沉重枷鎖給綑綁一樣，施展不開。疲憊可以分成兩種，一種是心理上的疲憊，覺得提不起勁、無精打采、或者找不到做事與享樂的動力；另一種則是身體上的疲憊，覺得肌肉無力與動作緩慢。心理疲憊與大腦前額葉的功能有關，身體疲憊則與腦部紋狀體有關，顯示**疲憊不只是一種抽象的感受（更不是懶惰），而是有其生理學依據。**

（二）心情莫名低落、焦慮、不耐煩

經常為一些自己也覺得無關緊要或雞毛蒜皮的瑣事在擔憂，也常會因為生活的小摩擦而對周遭親友發脾氣。覺得自己什麼事都做不好，彷彿別人都在跟自己作對，甚至對未來沒什麼期待。容易反芻負面經驗，並過度猜想可能發生可怕的事。

（三）消化道症狀

例如喉嚨梗塞感、便秘、拉肚子或胃食道逆流等症狀。

「我到底怎麼了？做過胃鏡、鼻咽鏡，看過很多醫師，但都查不出為什麼喉嚨會有卡住的感覺？」

關於這點，筆者經常會與病患分享歇斯底里（Hysteria）一詞的典故。早在西元前四百年，被稱為現代醫學之父的希波克拉底（Hippocrates）將一種多見於女性的焦慮與身體不適的現象命名為 hystéra（辭源為子宮的意思），並認為子宮的四處移位是造成身體多處不適的原因，比如當子宮上移到喉嚨時便會有梗塞

第三章　發炎的前因、機制與後果
發炎世代 INFLAMED GENERATION

感。姑且不論這古老論點的偏見與不合時宜，有些人聽了，就會有如釋重負的感覺，意識到原來這不是什麼怪病，而是早在幾千年前就已經被注意到的現象。其他如便秘、腹瀉、或絞痛等類似腸躁症的症狀也與身體發炎有關，尤其是對壓力及作息特別敏感的人，比如有人上台前就會拉肚子，或者輪班時常會便秘，嚴重影響生活品質。

（四）皮膚與呼吸道症狀

如果要阻絕外來物入侵，那時時刻刻都與環境有頻繁接觸的皮膚及呼吸道就是第一線邊防重鎮了。因此，人體很自然的在這兩個部位上布滿了免疫大軍，隨時準備迎戰。但若體內環境失衡，導致免疫系統對自身或外界有過於強烈的反應時，鼻炎、氣喘、蕁麻疹、或異位性皮膚炎等皮膚與呼吸道的發炎便接踵而至。臨床上，許多個案也會因為壓力、飲食或作息不正常而惡化上述症狀，這都顯示慢性發炎的狀況正在發生。

（五）無法被解釋的疼痛

莫名的頭痛、肩頸痛、膏肓痛、四肢痠痛，或胸、腹、臀部

的疼痛，看遍骨科、復健科、腸胃科、或心臟科等，都找不出病因。有些人以為個案是在無病呻吟，或說那是公主病，但其實個案的感受是無比真實的，有時根本動彈不得。舉例來說，有一種稱為纖維肌痛症的疾病，核心症狀是多處肌肉疼痛、疲憊與注意力減退，但周邊組織根本看不出異常，不管巨觀或微觀都與常人無異，而且疼痛的位置還會四處遊走。在人們對此「怪病」還不了解時，個案常被誤以為是心理作祟或止痛藥上癮。所幸，最新研究已指出纖維肌痛症患者的中樞神經其實是處於慢性發炎狀態 [96]，合併諸多痛覺處理機制的異常，還給罹病者治療的機會與公道。

（六）經常感冒

「醫師，我又感冒了。好像每次來看診，都是在流鼻涕和喉嚨痛。我明明就是看身心科，不是看耳鼻喉科啊……」

經常有個案這麼苦笑著說。有人會問，發炎不是免疫細胞變得活躍嗎？怎麼我還會成天被病毒給入侵呢？其實，**慢性發炎並**

非持續性的免疫反應增強，相反的，因為來自各路的免疫細胞、細胞激素及荷爾蒙的複雜互動，有時甚至會出現免疫抑制的效應，如自然殺手細胞（natural killer cells）和 T 細胞被抑制，並有所謂免疫抑制微環境（immunosuppressive microenvironment）的形成。因此慢性發炎是一種免疫失調的結果，不但抵禦感染的能力減低，甚至也可能誘發癌變（此與近年來被大為關注的免疫治療有關），或出現各種過敏。所以慢性發炎的個案經常在感冒與過敏的交疊發作中度過，有時也很難分清楚到底是何者了。

慢性發炎可能引發的問題

傳統上，各醫學專科的病理學研究都是朝著該器官或組織特有的狀況去探究與分析，然而這樣的取向可能會有見樹不見林、或過度化約的疑慮。如果讀者看過流行病學資料或接觸過臨床個案，便可以發現有多種疾病經常會發生在一起（共病），且其嚴重度彼此連動。

舉例來說，情緒疾患的個案常合併有代謝障礙，當代謝控制不佳時，憂鬱便會加重，反之亦然。

這樣的現象引發學者提出一種猜想：也許有一種致病機轉是這些疾病所共有的。

歷經多年研究，目前已有足夠證據指出**慢性發炎正是橫跨各器官、系統、及診斷的一種致病模式**。舉例來說：動脈粥狀硬化、類風溼性關節炎、肝硬化或間質性肺病等各型各色的疾病表現，其實有共通的病態生理機制，即免疫細胞發出訊號，與各器官的上皮細胞及間質細胞互動，接著策動更多白血球聚集，重塑細胞外間質、引起細胞增生或凋亡、血管增生、及纖維化[30]，逐漸改變器官功能，最終產生病症。即使是被血腦屏障所保護的人體特區──腦部，也會因為微膠細胞（定居於腦部的免疫細胞）的活化，分泌促發炎介質，改變腦部組織的代謝與結構，沉澱變性蛋白，引起如阿茲海默症的神經退化。因此，與其根據不同器官分類疾病，不如直接針對問題的關鍵──「發炎」去作介入。若能找到緩解或逆轉慢性發炎的方法，將能發展出更有效的疾病防治策略。由於慢性發炎可能引發的問題相當廣泛，研究成果繁多，以下僅先介紹最常見的代謝、心血管及癌症的相關資訊，心智功能的部分則會在第五章中作完整陳述。

φ（一）代謝

1. 第二型糖尿病

慢性發炎會增加身體的胰島素抗性（insulin resistance），造成脂肪、肌肉和肝臟細胞對胰島素的敏感性減低，亦即身體需要更高的胰島素濃度才能對這些細胞產生作用。若抗性持續增加，身體便無法妥善處理血糖及多種代謝，進而形成第二型糖尿病。細胞激素 IL-1、IL-6 和 TNF-α 參與了上述胰島素抗性與代謝性發炎的歷程 [97]。肥胖與壓力都被認為可透過發炎的機制增加胰島素抗性，霍倫研究（Hoorn Study）亦確認了長期心理壓力會增加罹患糖尿病的風險 [98]。

2. 血脂異常

以演化的觀點來看，其實發炎狀態下的血脂變化是具有適應性與保護性的，它可以降低有害物質的毒性並協助修復組織 [99]。然而，當**發炎慢性化**後，持續的血脂異常就變成一種病態，與代謝症候群密切相關。發炎會減少高密度脂蛋白與膽固醇的結合，阻礙膽固醇的逆向運輸，使膽固醇堆積於細胞內，形成脂肪肝或

所謂的內臟型肥胖。三酸甘油脂也會因為發炎而增加。針對 IL-1 和發炎體的調控則被發現可以改善非酒精性脂肪肝的病程 [100, 101]。此外，於血糖異常中提到的胰島素其實不只調節血糖，也攸關血脂調控，所以發炎對胰島素的影響，也同樣干擾了血脂代謝。綜上，**在高度壓力下，人體處於發炎狀態，進食後的三酸甘油脂峰值會較高，脂質的清除會被延遲，自然也就不令人意外了** [102]。

3. 高血壓

生理學告訴我們決定血壓的二大因子為心臟輸出血液量與周邊血管阻力，因此傳統降血壓藥以利尿（減少心輸出量）、減緩心跳及血管擴張為主要機轉。但**究竟是什麼原因導致血管功能異常？**比如內皮細胞功能障礙、交感神經興奮、老化、及醛固酮（aldosterone）失調等都與血管問題相關，值得注意的是，這些現象也同時與發炎密切聯繫。因此，發炎被認為是引起或惡化高血壓的原因之一。有學者指出腎臟交感神經會活化樹突細胞，引其 T 淋巴球浸潤，造成腎損傷與高血壓；而腎交感神經阻斷術（renal denervation）可以抑制上述發炎與併發症 [103]。一篇 2016

年的文章再次回顧了發炎與血壓的關係，作者指出免疫細胞、細胞激素、類鐸受體、以及發炎體的狀態都與血壓調節有關，甚至在未來可能成爲降血壓藥物的作用標的 [104]。

4. 多囊性卵巢

這是一種內分泌失調的症候群，概略的說，有些女性會有雄性素過度分泌、月經次數太少或週期太長、及卵巢呈多囊狀的情況，且常合併代謝障礙、肥胖、青春痘、不孕與情緒困擾。大約有 10～20% 的生育年齡女性罹患此症。目前已有研究認爲慢性發炎是潛在的致病機轉，其發炎指標與雄性素濃度高度相關，也與胰島素抗性有關，且這樣的效應是獨立於肥胖之外，代表發炎確實在個案的內分泌失調與後續併發症中扮有角色 [105]。

ф（二）心血管疾病

有研究試圖探討系統性發炎在肥胖病患的冠狀動脈異常中具有什麼效應，結果顯示脂肪細胞素所調控的慢性發炎確實與動脈粥狀硬化的早期病變有關 [106]。此外，也有證據指出即使沒有傳統上被認爲是造成冠狀動脈阻塞元凶的高血壓、高血脂或高血

糖，慢性系統性發炎還是會增加罹患冠狀動脈疾病的風險。因此有學者建議在評估冠狀動脈疾病風險時，應一併考慮系統性發炎的狀況。上述研究都發現體內發炎指標較高的人容易罹患動脈粥狀硬化[107]，這是為什麼呢？正常狀態下，血管內皮細胞會阻抗與白血球的長時間接觸。然而，當其碰觸到刺激物，如某些脂蛋白、微生物結構、或促發炎激素（可能來自壓力、感染），便會表現出血管黏附因子及選擇素，而單核球、嗜中性球與 T 細胞會接著黏附上來，甚至進入血管內膜。免疫細胞吞下脂蛋白後形成所謂的泡沫細胞，是動脈粥狀硬化斑塊的初期指標。一旦駐紮下來，一連串的活性氧類、細胞激素、及凝血因子便會持續產生。此外，動脈阻塞其實未必肇因於逐漸狹窄的血管，而是來自發炎所促進的急性斑塊破裂與血栓形成，造成突發心肌梗塞。**工作相關壓力、輪班、低回報、及職場衝突都被認為會增加心血管風險，其原因很可能就是壓力－發炎－心血管疾病的致病模式**[108-110]。抗發炎藥物也因此被認為有治療壓力相關心臟病的潛力。除了備受關注的冠狀動脈外，那周邊血管呢？一篇 2015 年發表的研究顯示，周邊動脈疾病患者的系統性發炎甚至比冠狀動脈疾病患者來的嚴重[111]。這也與一項臨床觀察相符：當病患連周邊血

管都明顯阻塞時，代表其整體血液循環與代謝都出了大問題，也意謂全身都陷入了高度發炎的險境。

φ（三）癌症

例如慢性肝炎後的肝癌、慢性腸炎後的腸癌、或慢性胰臟炎後的胰臟癌等，有些與感染相關（比如 C 型肝炎病毒），有些則跟代謝（如肥胖）、或慢性異物刺激（如嚼檳榔）有關。一般來說，發炎持續的愈久，癌變風險愈高。慢性發炎的環境會透過活性氧類或活性氮介質促使細胞遺傳物質發生變異，讓細胞不斷增生，免於凋亡；亦可活化基質細胞，促進局部血管增生，讓腫瘤有不斷生長的條件。有人這麼比喻著：**如果基因缺損是引燃火焰的火柴，那麼發炎便是供給它繼續燃燒的燃料**。更有學者提出了重要發現：慢性發炎會抑制免疫監視機制 [112]！所謂免疫監視是身體持續掃描並清除有害細胞，比如潛在癌化的細胞就會被特別揪出來。然而。當癌細胞學會變裝，讓免疫系統辨識不出；或免疫監視被發炎環境所干擾，癌細胞便可能坐大，形成腫瘤。關於細胞老化（senescence）的研究則發現，當細胞承受過多的胞內或胞外壓力（如組織發炎）時，會被身體的保護機制給鎖定

住，避免其進入下一個生命週期，防止癌化發生。然而，很矛盾地，這些細胞後來被發現其實也會分泌發炎介質影響周遭細胞，也就是所謂的衰老相關分泌形態（senescence-associated secretory phenotype），進一步造成癌症形成[113]。有研究嘗試移除這些老化細胞後，確實延緩了癌症的發生，拉長個體的存活時間。上述證據皆指明發炎與癌症之間密不可分的關係。此外，若癌症治療後，身體依舊處於慢性發炎狀態，則癌症復發的機率也可能增加，比如循環性發炎指標愈高，乳癌轉移與復發的風險也較高[114]。雖然抗發炎藥物在癌症治療的運用尚停留於研究階段，但改善肥胖、健康飲食、及促進運動等減少系統性發炎的措施還是可以先積極採用的。

雙向性與惡性循環

為減少閱讀的負擔，方便讀者理解與記憶，本書多數時候只闡述單一方向的關係，比如發炎造成心臟病。然而，若仔細感受前述發炎的複雜性，讀者應該可以意識到，**發炎與大部分臨床狀況的關係並非單向**，而是雙向性、互為因果，甚至包含其他因素

的循環互動。

　　舉例來說，發炎會造成代謝異常，而代謝異常會進一步惡化發炎，這就是雙向性的關係；又比如壓力可同時引起發炎與代謝異常，最後三者又互相加重彼此的狀況。所以**我們可以把發炎想成是構成疾病的骨幹，將各種致病因子串連起來，環環相扣。**而也因為如此複雜與糾結的互動，才令傳統的疾病治療模式經常遭遇瓶頸。人們如果不能意識到這點，可能就像籠子裡不斷踩著輪子的老鼠，或像是不斷把巨石推往山頂的薛西弗斯，始終逃不出惡性循環的迴圈，徒勞而無功。**因此，我們應從緩解發炎著手，及早讓錯綜複雜的致病結構瓦解，才能恢復人體的平衡與健康。**

空汙、
肥胖與
失眠

Chapter 04

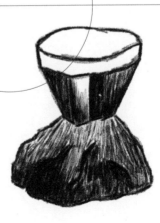

公害的定義是指個體在追求自身利益而不顧公共環境的情況下，對社會所造成的侵害。如果定義中的個體可以代換成組織、團體或是價值體系，那當代社經體制在追求效率極大化、經濟高成長的同時，是否也侵害了無數成員的健康權利，這不正是終極的世紀公害？儘管促成體制的是群體自己，是歷史共業，但不代表每位參與者都應得其咎。在不對稱的權利義務關係中，在回報與風險不成比例的險境下，我們有覺醒的必要，也有反抗的理由。

為什麼我們不能與世浮沉、隨波逐流呢？原因就在於生理機制與社會運作的扞格不入。**發炎是人體在漫長演化過程中所發展**

出來的保護機制，但現代社會的快速變遷已然超出過去的基因設計，如此的不匹配造成慢性發炎與諸多疾病。讓人類平均壽命不斷延長的關鍵並非只是醫療科技提升，而是公共衛生的進展與推廣，如預防醫學的概念、疾病前期的矯正、及健康促進的落實等。本書接下來的內容便是協助大家一起察覺公共環境及生活型態對健康的影響，以及可以透過什麼策略減少其危害。

　　身心科門診中為肥胖與失眠所苦的個案大概占了六成以上，而且幾乎可說是跨世代、跨性別與跨診斷的問題，不僅影響了個案的生活品質與病情控制，甚至造成個案對醫療的配合度降低。絕大多數個案即使已與肥胖或失眠奮戰多時，卻仍然不把慢性發炎作為關注焦點，而始終在要不要吃藥、多吃一種還是少吃一顆等枝微末節的問題中與治療者拉鋸、打轉。**造成問題持續存在的癥結通常不是問題本身**，而是我們有什麼需求或信念讓問題得以「生存」與「發展」。本章將提出空汙、肥胖與失眠——當代三大議題如何造成慢性發炎的過程，希望能讓讀者在閱讀過程中，逐漸深化對生活方式與生命價值的省思。

空汙

談到空汙，人們大概都會想到工廠高聳的煙囪與四處橫行的汽機車，那高熱髒汙的排氣孔正是我們搾取自然資源的明證。工業革命後，人們將時間與資源的利用發揮到極致，無所不用其極地透過新工具將各式物質轉變成方便生活的能量形式。但根據能量守恆定律，宇宙中總能量不會改變，在我們不斷做功的過程中，勢必會產生許多無法使用的廢能與廢物，包括廢水、廢熱、噪音、以及空汙。日常生活中，我們可以透過淨水設備盡量地減少水汙染影響；冷卻與隔音設備可以抵擋炎熱與噪音（儘管可能造成更多廢熱）；但對於充盈各處的空氣，卻幾乎束手無策。空汙問題由來已久，絕不是新鮮事，但過去由於大眾對其本質及影響的認識不多，數十年來默默與其共存。你看不到的不代表它不存在，空氣中飄送的許多汙染物無色、無味、無臭，但它所引起的身體反應卻無比真實，需要我們仔細感受。

依據空氣汙染防制法的定義，空汙可分成四大類別，分別為氣狀汙染物（如硫氧化物、氮氧化物、碳氫化合物）、粒狀汙染物（如懸浮微粒、酸霧）、二次汙染物（指汙染物經光化學反應

而產生的汙染，如光化學物）、及惡臭物質（如氯氣）。我們生活中較常見的汙染物包括懸浮微粒、硫氧化物、氮氧化物、碳氫化合物與酸霧等。每個區域的汙染類型不盡相同，北部主要汙染源是交通工具與別處所飄來的細懸浮微粒（Particulate Matter 2.5, PM2.5），中南部則還有許多固定汙染源，如發電廠、焚化爐、石化、和鋼鐵廠等，產生大量 PM2.5、硫氧化物及氮氧化物。季節變化也會影響空汙嚴重度，如冬天時，中南部少雨，其空氣品質明顯比雨季時惡化。

雖然近十年來，整體空氣品質稍有改善，但若看全年空氣品質指標（Air Quality Index, AQI）超過 100 的日數占比，2016 年時，雲嘉南仍逾 30%，中部地區也高達 25%，對敏感族群構成顯著威脅。一份本土研究追蹤了 76 名健康的臺北大學生，量測他們在 2004 或 2005 年時四月到六月份的一些生理指標，包括高敏感性發炎指標、遺傳物質被氧化壓力破壞後的產物、纖溶酶原激活物抑制劑 -1（與溶血及發炎有關）、還有心律變異性；空氣品質的部分則由當地監測站取得氣狀與粒狀汙染物濃度的數據；前後一共追蹤三次。結果發現懸浮微粒、氮氧化物、硫氧化物和臭氧的增加與上述生理指標惡化明顯有關 [115]。這證實了即使是在

相對乾淨的臺北，臺灣城市的空氣汙染在健康狀況堪稱良好的年輕人身上，還是會造成系統性發炎、氧化壓力、血栓風險與自律神經失調。

以下我們將專論目前最普遍、也最為嚴重的空汙問題——細懸浮微粒，藉此提醒讀者空汙之於發炎的致病機制。

ϕ 細懸浮微粒（PM2.5）

早在幾十年前，大眾尚無細懸浮微粒概念時，人們便已查覺到一些較大顆粒的汙染物，如二氧化矽和石棉等對身體的傷害。二氧化矽與石棉的顆粒較大，沉積在肺泡時，無法被巨噬細胞給完全吞噬，從而出現一種稱為「吞噬受挫」的現象。此時，發炎體會被活化，引發下游免疫反應，最終導致肺部纖維化，減低呼吸功能，甚至致癌。這些狀況大多數發生在特定職業族群，如礦工、裝潢工、打石工或噴砂工等，一般民眾較少會想到跟自己有關。但曾幾何時，我們竟然也需要為了空氣是否含有毒性顆粒而煩心？若食安問題是讓腸胃吸收了毒物，那空氣汙染更是讓我們在每一俯仰吐納間，無時無刻不飽受威脅。

2018 年臺灣各主要城市的 PM2.5 年均濃度介於 15 ～ 25 μg/

m³ 之間，除了臺東和花蓮外，都明顯高於世界衛生組織的警戒值 10 µg/m³。雖然年均數值看起來尚不嚴重，但令人擔心的是紫爆日子仍時有所聞，你以爲短時間暴露就沒有影響嗎？不，事實並非如此，美國心臟醫學會視其爲心血管頭號殺手，世界衛生組織更已將 PM2.5 列爲一級致癌物，只需短暫暴露（幾小時到幾天）就得承擔風險。以下我們將進一步解釋 PM2.5 是如何造成傷害。

φ PM2.5 侵入人體

PM2.5 粒徑極小，尺寸是微米 (µm) 等級，在汙染源不斷吹送及擴散下，積聚並穿透人們的肺泡，越過空氣－血液屏障，逐漸浸潤到血流、內臟、與腦部。這就如同讓無數發炎種子在體內紮根、萌芽，一發不可收拾。**PM2.5 也是種載體**，上面可以吸附酸、苯、重金屬、戴奧辛和多環芳香烴碳氫化合物等物質。**當免疫細胞觸及這些異物後，會展開一系列反擊**，包括抗原辨識與呈現、巨噬細胞與上皮細胞活化、細胞激素分泌、吞噬與凋亡等發炎歷程。不幸的，**空汙微粒前仆後繼，身體承受了過度的發炎壓力**，許多細胞、組織、和生理機能都將被波及。研究發現，暴露

於陣發性過量 PM2.5 後，血液中會流著許多與內皮細胞凋亡、T 淋巴球增加、及細胞激素變多有關的代謝物質 [116]。這代表體內歷經了慘烈戰役，死傷無數。若深入觀察被層層包覆的細胞遺傳物質，也會發現它遭到 PM2.5 所引發的氧化壓力給破壞的證據。此時的**發炎不僅只於呼吸系統，也是全身性發炎**。PM2.5 會增強血管收縮、促進血小板－單核球聚集，更會加速血栓及動脈粥狀硬化形成，無怪乎 PM2.5 已被證實會增加心血管疾病、腦梗塞及誘發急性心臟病發作的風險 [117]。此外，PM2.5 也會在短時間內改變我們的自律神經系統，研究顯示血壓與心跳等指標都與其濃度呈正相關，心律變異性則相反，這將可能導致心律不整的發生 [118, 119]。根據統計，每增加 $10\mu g/m3$ 的 PM2.5，會提高 10% 的總體死亡率，且許多都與心血管疾病相關。

如果我們進一步看 **PM2.5 對停經後女性的影響，那更是令人觸目驚心**，PM2.5 每上升 $10\mu g/m3$，會增加 76% 死於心血管疾病的風險 [120]。那對於已經患有心臟病的高危險群呢？在動物實驗中，PM2.5 會讓左心衰竭的老鼠出現嚴重的肺部氧化壓力、發炎、血管重塑、及右心室肥大 [121]。另一份追蹤長達五年的研究發現，在女性個案中患有糖尿病的較高齡者、高血壓、有菸癮、

未婚、低收入、及有使用荷爾蒙治療者對於 PM2.5 的濃度上升特別敏感，其發炎指數會更顯著的竄高 [122]。

此外，也有研究指出抗氧化基因的變異可能會讓個體更容易受到 PM2.5 影響 [123]。因此，**患有肥胖、慢性病及老年族群，或其他內在恆定已然失調而較易發炎的個案，應更注意 PM2.5 的防範，並加強抗發炎措施。**

ф PM2.5 改變腦部

既然 PM2.5 可以引起全身發炎，那它是否也會對腦部造成傷害呢？

我們先講結論，PM2.5 已被發現與焦慮、憂鬱、自殺、及認知退化有關。

首先，PM2.5 是可能順著鼻腔、嗅神經，穿過血腦屏障，直抵腦部的。它會透過活化核因子 kappa B，釋出 TNF-α 及 IL-1β，使微膠細胞產生麩胺酸相關的神經毒性，導致神經元失去活性。也有動物研究發現，PM2.5 會沉積在嗅球、腦部額葉皮質及下皮質，其帶有化學成分的顆粒，會造成發炎反應、白質病灶、及血管受損。甚至有一種最微細的懸浮微粒——奈米微粒

可以穿透眼睛、鼻腔、或皮膚等管道，直接隨著血流跑遍全身，其中當然也包括腦部。

再者，PM2.5 會干擾內皮細胞功能，鬆開細胞與細胞間的間隙，破壞血腦屏障完整性，造成血中毒物滲入中樞神經，引起腦部發炎及退化。還有，PM2.5 所引發的氧化壓力，會讓身體釋出發炎訊號，細胞激素進入腦部後，再進一步影響神經傳遞物質（如血清素）、神經滋養物質、及壓力荷爾蒙的代謝。最後，空汙引起的心肺功能下降及全身代謝障礙，阻礙了腦部養分與氧氣的供應，導致其功能受損。由此可知，**大腦作為心智功能的中樞，即使被包覆於顱骨中，但面對人類「極致工藝」所製造的無數有毒微粒，終究難抵其傷害。**

ɸ PM2.5 與兒童神經發展

2018 年一份荷蘭的研究指出，孕婦若暴露在較高濃度的 PM2.5 中，其小孩在學齡時會有較少的楔前葉（precuneus）跟喙側中間額葉（rostral middle frontal regions）腦部灰質，以及較差的衝動控制，可能影響日後的學業表現與心理健康 [124]。

另一種神經發展障礙——自閉症也被發現與 PM2.5 的暴露

有關。學者指出帶有某種基因型的孩童更容易在接觸到 PM2.5、PM10 及氮氧化物後出現自閉症 [125, 126]。另有研究亦發現，每當 PM2.5 增加 4.68 μg/m3 時，孩童罹患自閉症的風險也會隨之增加 [127]。

在注意力不足過動症方面，有研究比較了城市與鄉村的孩童，探討交通汙染對其盛行率的影響，結果發現懸浮微粒濃度確實與其盛行率呈正相關 [128]。甚至上學途中的 PM2.5 暴露也會減損孩童的記憶力，因此有學者建議應該改善上下學過程的空氣品質 [129]，如錯開交通尖峰或路線調整等。由於孩童的腦部尚未成熟，血腦屏障也不夠完整，所以會比成人更容易受到空汙的傷害。事實上，PM2.5 也被認為會阻礙神經新生、髓鞘化、以及突觸形成。因此，一旦累積了各式各樣的缺損，而腦部修復功能又不佳時，便可能陷入難以逆轉的疾病狀態。這也等於是提醒我們友善環境對孩童發展的重要性，不只是心理上的支持與關懷，還有空氣、飲食與作息的優化也應該被投以更多關注。

ф PM2.5 與情緒、行為、認知的改變

至於成年人的部分，許多神經基本功能也被發現會受到 PM2.5 影響，比如聽力及嗅覺的受損。但更**令我們恐懼的則是關於情緒、行為與認知的改變**。

一篇 2019 年發表於知名期刊的統合分析指出，每上升 10 µg/m3 的 PM2.5 會增加 19% 的憂鬱風險以及些微增加的自殺風險，而且這樣的關聯會在愈長時間的暴露下更加明顯，代表其可能有劑量累積的效應 [130]。除憂鬱外，學者也指出 PM2.5 與焦慮症狀顯著相關。其他研究進一步表示近期的暴露比過去的暴露與當下的焦慮症狀更有關聯，這意味著**即時改善空氣品質**的意義與必要性 [131]。

在認知功能方面，一份針對美國東北部近一千萬名老年人的研究，發現長時間暴露於 PM2.5 中確實會增加之後首次因阿茲海默症或帕金森氏症等失智症而住院的風險 [132]。其他學者也指出 PM2.5 會減損記憶、口語學習、及語意流暢度等認知項目，增加進入認知障礙狀態的風險 [133]。一篇 2017 年發表在重量級精神醫學期刊的文章指出，住在細懸浮微粒超標地區的老年女性，

較容易出現廣泛認知退化及失智症，尤其是有某種特殊基因型者[134]，這再次體現了基因與環境互動的複雜性。讀者也許會好奇既然 PM2.5 跟阿茲海默症相關，那是否也與類澱粉蛋白的毒性有關？學者指出被類澱粉蛋白刺激的微膠細胞會進一步被 PM2.5 引發出更多的 IL-1β 製造，造成神經元損傷，而且這過程與發炎體密切相關[135]。

最後，PM2.5 是否可能引發幻聽或妄想等精神病性症狀？儘管目前證據不多，但一篇 2019 年發表的文章顯示，居住在空汙較嚴重地區的青少年（包括氮氧化物及 PM2.5），較容易出現精神病性症狀[136]。再一次的，也有一些族群被發現特別容易在 PM2.5 影響下產生神經精神症狀，如社經地位較低者及患有慢性病者等。因此，我們也許可以把導致慢性發炎的因子臚列出來，視作一種發炎的總量，每個因子間可能不只是相加的關係，甚至會有加乘效應，唯有盡量把每個因子都予以矯正，加以抗發炎手段，才能回歸身心平衡

小提醒

身處無所不在的
PM2.5 包圍中，
你我都感到無
奈，但可別輕易
放棄任何改善
的可能！也許
使用口罩的便利
性與有效性仍存
在爭議（因臉型
及環境條件等變

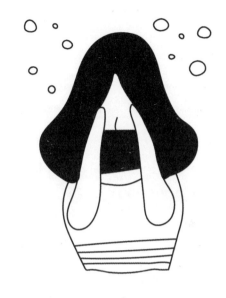

數），但還是有其他不錯的方法值得我們認真去執行。2018
年的一篇研究顯示，若懷孕期間攝取較充足的抗氧化食物，
如蔬果等，可調節空汙對胎兒神經發展的影響 [137]。而過去也
有學者指出，處於空氣汙染區域的民眾，使用抗氧化膳食補
充可以減少其傷害 [138, 139]。此外，居家室內環境的微循環若
能做好空氣淨化，如使用功率足夠且濾網正確的全熱交換器
或空氣清淨機等，也是一大幫助。

肥胖

近幾十年來，肥胖顯然是發展中或已發展國家共通的健康威脅，不分成人或孩童都有愈益盛行的趨勢，且與多種慢性病的形成至爲密切。不同區域或人種對體重過重及肥胖的定義不盡相同，除了身體質量指數（BMI ＝體重（kg）／身高^2（m^2））外，也有些學者主張以腰圍或體脂率等指標來加以量度。在此，謹先以國民健康署所採的定義如下：

健康　　$18.5 \leqq BMI < 24$

過重　　$24 \leqq BMI < 27$

肥胖　　$BMI \geqq 27$

根據民國 102 到 105 年「國民營養健康狀況變遷調查」統計，臺灣成人達上述過重與肥胖定義的人口約占總人口的 45.4%；而根據教育部 105 學年度的調查，國小及國中學童過重及肥胖比率各爲 28.1% 及 29.5%。

∮ 少吃多動爲何還是瘦不下來？

已有許多資料證實孩童期的肥胖經常會延續到成年，十分不利整體身心健康的發展。對於肥胖可能造成的疾病，大家都非常熟悉，比如高血壓、心肌梗塞、腦中風、退化性關節炎、及脂肪肝等，但多數人還不是很清楚**肥胖也是一種慢性發炎的狀態**。在介紹肥胖與發炎的關係前，我們可以先反思一下，儘管人們因爲健康、審美觀或生活品質等理由想要減重，但截至目前爲止，除了針對嚴重肥胖或有共病者可採用手術外，幾乎缺乏足夠顯著又不復胖的方法。我們慣性地以爲若要解決問題，就是朝著問題而去，來場直球對決，然而許多時候，最好的方法卻未必如此。比如這裡所談的減重，大眾耳熟能詳的原則就是少吃多動，但幾十年過去了，有多少比例的人眞的成功了？顯然少吃多動並非解決肥胖的充分方法。

導致減重失敗的原因有以下幾種可能：

1. 雖有少吃多動的認知，但持續性的發炎卻影響腦部功能，如負面的情緒、減低的自我效能感、衝動控制差、

及不佳的執行功能。

2. 少吃多動剛開始雖可顯著減少熱量堆積，但若其他導致發炎的因素遲未獲得矯正，身體代謝與平衡仍處於異常狀態時，後續的減重效果便會快速減少，邊際效應愈來愈明顯。

3. 即使真的透過少吃多動成功減重了，為什麼多數個案仍會復胖呢？如果我們關注的只有體重機上的數字，而忽略了後續發炎的復發或惡化，肥胖問題終將捲土重來。

因此，如何打破「肥胖」跟「慢性發炎」之間的惡性循環便成為**體重管理的關鍵**。接下來，我們會先回顧肥胖相關因子如何造成身體發炎的文獻，至於改善發炎的策略將會於第六章再作完整介紹。

ф 幼年肥胖的終身影響

肥胖是一種脂肪組織過度堆積的現象，不管是身體質量指數、腰圍、還是體脂肪量等肥胖指標都與血液中的發炎指數強烈相關。上一章中，我們提到慢性發炎會造成血脂代謝異常，但其

實體內脂肪也是引起發炎的重要因素。研究指出脂肪會增加發炎細胞激素的產生，如 TNF-α、IL-6 和 IL-1β，而且這樣的現象可以始於生命早期。有學者引用「代謝性發炎（metaflammation）」的概念，闡述嬰幼兒期肥胖與發炎的關係。當我們還是胎兒時，母體肥胖便可能改變我們的免疫系統。有研究發現母親懷孕前的身體質量指數若較高，則其孩子在 12 歲時的發炎指標亦會較高，暗示這是一個相當長遠的效應 [140]。在動物實驗中，甚至連父親肥胖也會改變精子的表觀遺傳，造成下一代腦部更容易發炎 [141]。而出生後如果過度餵養，在最初六到十二個月成長太快，則是日後發生代謝性疾患的強烈風險因子，也與氣喘及第一型糖尿病等發炎疾病有關。如前所述，肥胖孩童體內的脂肪組織會分泌發炎物質，並有證據表明這將影響他們未來數十年的體內代謝環境，即便肥胖孩童進入成年期後體重已恢復正常，其罹患第二型糖尿病的風險仍比一般人高。一般認為，胰島素抗性是造成糖尿病的關鍵，而脂肪組織中發炎體與核因子 kappa B 的活化，會產生發炎反應，因此增加了胰島素抗性；動物模式研究也證明，肥胖小鼠的白色脂肪組織有顯著增強的巨噬細胞特定基因表現，其發炎狀態與胰島素抗性有關 [142]。基於以上認識，我們應該跟

身邊所有為人長輩者強調「小時候胖不是胖」絕對是錯誤的觀念，如果不及早矯正嬰幼兒的肥胖問題，很可能會影響他們一輩子的健康。

◌ 肥胖者的發炎狀態

既然我們已經了解肥胖確實會引起發炎，那它所波及的範圍有多大？又會受那些因子加重或調節呢？我們唯有了解這二個問題，才知道如何拆解肥胖的發炎陷阱。

首先，肥胖者腦部的下視丘很可能是處於發炎狀態的。下視丘是控制人體各種生理機能的生命中樞，當它有任何病變，都足以令我們畏懼。一篇 2017 年發表的研究，為 57 名肥胖成人作腦部磁振造影，結果發現他們的下視丘有發炎反應，且與全身性發炎強烈相關 [143]。此外，研究者進一步分析個案的飲食與腸道菌叢，顯示高脂肪飲食會造成腸道中某種菌落的減少，其與下視丘發炎相關。而某些特定的基因類型，例如 JNK 多型性，也會影響個體對上述狀況的感受性。另一項研究則經由影像學及死後大體的組織染色，發現下視丘的神經膠質增生與肥胖及胰島素抗性有關，研究者推論這代表下視丘發炎在肥胖的形成及維持中扮有

角色[144]。其實上述連結並不讓人感到意外，畢竟下視丘是食慾中樞，其功能變化當然可能造成肥胖者的飲食問題。此外，腦部眼框額葉皮質（orbitofrontal cortex）與杏仁核（amygdala）也是調控飲食行為的重要神經迴路。一篇 2011 年發表的文章表示，肥胖者的側眼眶額葉皮質會隨著發炎加重而萎縮，其杏仁核也同樣受到影響，這顯示肥胖者的發炎狀態會改變其飲食與酬償滿足的功能，讓個案愈來愈難以遵循正確的飲食模式[145]。腦部還有其他部位也會受到傷害嗎？事實上，如果我們放任發炎不管，無論是情緒障礙或是廣泛認知功能退化，如焦慮、憂鬱、和阿茲海默症等，也都被證實與肥胖相關。這一部分我們將在下一章「發炎如何改變心智」中做充分討論。

ϕ 比卡路里更重要的事

除了脂肪組織外，不健康的飲食行為是否本身就會造成發炎？如果我們只是計算熱量數字，只在意吃進多少卡路里，卻忽略**正確飲食型態的重要性**，是否等同在不知不覺中繼續提供發炎所需的養分？在門診中最常聽到的飲食惡習包括暴飲暴食、攝取高油脂或高糖食物、以及宵夜。就像成癮般，個案腦海裡總有

「這是最後一次」或「沒差這一次」的聲音慫恿自己張口，衝動進食後，又陷入羞愧、懊悔與自責。在大魚大肉後，是否覺得腦袋鈍鈍呢？腦部本身不會合成或儲藏能量，我們每一次的進食便是供給它能量最直接的途徑，但也正因為如此，**飲食類型與能量密度**便可能大大影響腦部的功能與結構。就好比同樣都是用電，但用不同發電方式供電（煤炭或水力），還是會對用電者產生不同的附加效應。

不良飲食是透過什麼機轉影響腦部呢？最常被提及的包括氧化壓力、破壞血腦屏障、減少腦部滋養因子、以及胰島素抗性。一篇 2015 年的回顧性研究指出，海馬迴記憶功能是最容易受到高熱量飲食傷害的部位，而且記憶減退可在體重增加之前就發生 [146]。有研究發現在一頓富含脂肪的大餐後，血流中的白血球會表現出活化的核因子 kappa B，而 TNF-α 與 IL-8 也會增加，並提高了內皮細胞的活化指標，如可溶性細胞間黏附因子（soluble intercellular adhesion molecule）及血管黏附因子（vascular adhesion molecule）等，甚至連來自腸道菌叢的內毒素也會大量進入血液，與發炎及血管病變有關 [147]。也有研究者在餵小鼠吃了一段期間的高脂肪飲食後，發現其認知功能減退、腦部發炎增

加、及腦部滋養因子減少 [148]。更重要的是，並非每種導致體重增加的飲食都會造成這個現象，顯示飲食種類的選擇是相當重要的。在另外一項動物實驗中，母體過度食入飽和脂肪或反式脂肪則會引起胎兒海馬迴微膠細胞活化，且胎兒長大後對細菌的發炎反應會顯著增強，代表他們的免疫系統已經被變更設定，身體更容易發炎 [80]；在認知功能方面，這些動物也被觀察到有較高的焦慮與較差的空間學習能力，明顯不利其適應環境。如果將上述發現引申到人們身上，也許孕前母體調理的重要性並不亞於產後坐月子。除炸雞排、牛排或漢堡等高油脂食物外，蛋糕、冰淇淋和手搖杯等甜死人不償命的產品也深受大家喜愛。近年來，醫療界逐漸將過去對脂肪的關注移轉到高糖食物，並大聲疾呼其危險性。這是基於什麼學理呢？2011 年一篇隨機對照試驗指出，只要三週的時間，每天喝 600 毫升的含糖飲料，就會讓年輕健康男性出現系統性發炎反應 [149]。而針對孩童的研究，也發現含糖飲料的攝入與發炎指標上升有關 [150]。有學者則比較了相同熱量、但不同成分的食物對老鼠認知功能的影響，他們發現攝取糖或飽和脂肪為主的組別在位置辨識的記憶功能上都有明顯缺損，其腸道菌叢也會出現變化 [151]。作者透過統計方法，進一步發現實驗

老鼠的記憶、發炎基因與腸道菌叢之間有著顯著的互動關係。另外一項研究則分別以高油高糖或高油低糖飲食來餵養老鼠，結果前者會有明顯的下視丘發炎，但後者卻沒有 [152]。上述證據顯示在**飲食所造成的腦部發炎中，糖分實在扮演了重要角色**。

　　談完了暴飲暴食與高油高糖食物對身體的傷害後，最後來看宵夜的影響。我們必須了解，進食行為不僅僅是消化道的工作而已，其中還牽涉到內分泌系統與神經系統的複雜互動。所以進食與睡眠一樣，是重要的晝夜節律訊號。當我們在不對的時間把食物吞下肚後，一連串生理反應會誤導體內細胞與微生物，破壞微妙的恆定。我們就以「早餐」的英文單字「breakfast」來做解釋，breakfast 是由 break（打破）和 fast（禁食）所組成，意指在早餐前，也就是晚上本來就應該有一段沒有吃東西的時間，讓身體好好休息，再於早上吃一頓營養均衡的餐點。一篇 2019 年發表的回顧性文章探討了進食時間與頻率對健康的影響，其指出太晚進食會增加肥胖與心臟疾病的風險，大部分的熱量攝取應該要在一天中較早的時候 [153]。此外，符合作息節律的飲食以及適當禁食，有利腸道菌叢發展，減少系統性發炎。值得一提的是，也有研究發現不吃早餐的男性會增加 27% 罹患冠狀動脈心臟病

的風險，且可能出現全身性發炎狀態 [154]。

ϕ 肥胖者的睡眠問題

　　在肥胖族群中，除了飲食型態會調節發炎外，睡眠也是不容忽視的環節。本書稍後會有關於睡眠之於發炎的完整介紹，在這裡先針對肥胖者的睡眠問題來討論。早在 2008 年時，已有學者回顧相關文獻後指出，睡眠呼吸中止症與發炎、胰島素抗性、及內臟型肥胖都有關聯 [155]。儘管相關衛教已日益普及，但門診肥胖個案中真正有去接受相關檢查與治療的卻連三成都不到。有學者指出，肥胖個案時常合併睡眠呼吸中止症，而且此症比肥胖本身更能去解釋個案體內的氧化壓力、血管發炎、及內皮細胞功能障礙 [156]。簡言之，如果我們不處理睡眠呼吸的問題，那沉重的發炎壓力便會持續，而讓代謝與肥胖問題更難以改善。事實上，也有許多個案即使體重回到正常了，睡眠呼吸中止症仍然存在。一篇 2013 年發表的系統性回顧與統合分析指出，透過減肥並不足以治癒睡眠呼吸中止症（至少對中重度個案來說），而且如果我們都承認預防復胖的難度不小，那透過減重來恢復正常睡眠的難度可能更高 [157]。因此睡眠呼吸中止症可以是獨立於肥胖的臨

床問題，要想減少肥胖者的發炎總量，積極處理此症便是不容迴避的議題。即便是兒童個案，也有研究發現如果幫罹患有睡眠呼吸中止症的肥胖孩童做扁桃體切除（並非每位個案都合適），將可改善他們的發炎與血脂指標，這對他們的長遠健康來說是多麼重要[158]！

ɸ 肥胖者的情緒問題

情緒是否會調節肥胖者的發炎狀況？根據統計，憂鬱症盛行於肥胖者，而且是雙向的關係，即肥胖者容易出現憂鬱，憂鬱者也容易發生肥胖，可見二者關係之密切。除此之外，肥胖者也較易出現焦慮疾患及飲食障礙。若我們直接看嚴重肥胖者，其罹患憂鬱症的終身盛行率是 42%（一般人的二倍以上），恐慌症是 19.4%（一般人的四倍以上），任何焦慮症則是 37.5%[159]。學者指出肥胖和情緒疾患都是屬於慢性發炎疾病，異常的神經與內分泌系統讓個體容易同時罹患二者。而且情緒疾患也與發炎有雙向互動，如果我們沒有針對肥胖者的情緒問題給予適當照護，負面情緒所惡化的發炎同樣不利體重控制。再者，也有研究將肥胖個案分成憂鬱與非憂鬱兩組，結果發現憂鬱組有較多的飲食精神

病理及較低的自尊，這是否會不利肥胖改善呢？有鑑於此，國外團隊提出了整合情緒調節、健康識能、行為習慣與認知功能（比如執行效能）等各個面向的治療策略，希望能提升體重控制的成效 [160]。學者也提醒，如果我們忽視這些潛在心理障礙對減重的影響，將讓減重者在一次次挫敗中，加深了他們的低自尊與低自我效能。因此，無論是為了減低發炎或是促進減重，都不能忽視**改善精神健康**的重要性。

φ 缺乏運動足以造成發炎

最後，身體活動量對發炎的影響也值得我們再次回顧。如果個案成功減重了，運動就可以稍歇嗎？又或者如果體重很標準，就不太需要運動嗎？不，**缺乏運動本身就足以造成發炎**。我們之前多次提及的細胞激素 IL-6 其實主要來源包括骨骼肌的收縮，當個體經常鍛鍊時，因肌肉收縮而釋出的 IL-6 反而會變少。另一個發炎指標 CRP 受 IL-6 所調節，因此也會連帶受影響。研究者嘗試去分析身體不活動與 IL-6 和 CRP 的關係，結果發現兩者呈正相關，而且這樣的關係不受肥胖與否影響。休閒時的身體活動量也被發現與 IL-6 和 CRP 呈負相關 [161]。這都證明了運動對減

低發炎指標的重要性。有學者甚至認為控制肌肉活動的基因可能也參與了發炎反應的調節。也有文獻指出運動可以透過增加抗發炎激素（如 IL-10）、調節 T 細胞、降低類鐸受體的表現、及抑制巨噬細胞進入脂肪組織等機制，來達到抗發炎的效果 [162]。另外，也的確有許多流行病學資料告訴我們，身體不活動是個

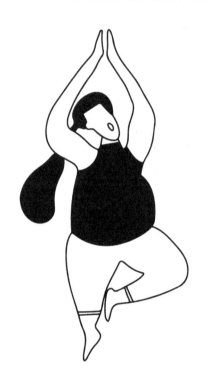

獨立危險因子，它本身就會致病，當然也會加重肥胖者的發炎。因此，當我們還在追尋有什麼食物或藥物可以抗發炎時，不用遲疑，**去運動就對了！**

　　綜合以上內容，回應了我們稍早的提問，**肥胖發炎不只影響代謝、消化、心血管或關節等人們熟知的部位，它更可以波及腦部，改變中樞神經功能，影響我們的認知、行為、**

以及生理恆定。肥胖者發炎的源頭除了脂肪組織外，相關的情緒、飲食型態、睡眠問題、及缺乏運動等也都是重要調控因子。因此我們應從每個方面加以著手，徹底改善發炎的體內環境，才能打斷減肥與復胖之間的循環。況且，已有證據告訴我們這樣的循環會讓脂肪組織變性，形成一個更加缺氧的環境，造成發炎細胞活化與聚集。那種只是一味關注體重數字上上下下，卻放任發炎對基因、神經、及荷爾蒙系統的傷害，終究會讓身體失去彈性，復原的希望也將愈來愈渺茫。

失眠

「每到晚上，我就開始擔心還要多久才能入睡，後來發現原來睡覺是需要勇氣的。」

「翻來覆去，翻來覆去，愈想睡卻愈睡不著，直到天快亮時，才筋疲力盡地闔上眼，真是諷刺。」

「很淺眠，只要一丁點細微的聲響，我就會醒來，經過幾次中斷後，就再也睡不著了。」

「有睡好像沒睡，一直作夢，隔天醒來還是好累好累。」

幾乎每次看診，都會聽到個案如此訴說關於失眠的痛苦。他們的眼神是渙散的、面容是疲憊的、語氣總是夾雜著虛弱與焦躁，那折騰惱人的漫漫長夜就像黑洞般，把所有心神、氣力、與睡意都吸納進去，有去無回。根據臺灣睡眠醫學會「2013 年國人睡眠大調查」結果顯示，全臺慢性失眠症盛行率約為 20%，誠如美國疾病管制中心指出，失眠已屬氾濫（epidemic）的公衛問題。個案通常是經歷了好些時日的掙扎、遍尋不著方法後，才前來就診。近年來，有愈來愈多證據指出發炎與焦慮、憂鬱、及成癮等精神疾患有高度密切的關係，而睡眠作為一種精神狀態的「生命徵象（vital sign）」，也就不難想像睡眠會與發炎有千絲萬縷的連結。試著回想看看，當你失眠時，負面的思緒是不是特別容易出現？容易顯得衝動與不耐煩？隔天就像宿醉般，頭腦發脹，注意力及記憶力也變得很差？這些都與腦部發炎的徵兆幾乎相同！失眠被發現會活化免疫反應，比如腦部皮質及海馬迴的核因子 kappa B，並分泌 IL-1 和 TNF-α，引起發炎 [163]。你能想像，**當你熬夜或失眠時，免疫細胞正在吃掉你主管思維與記憶的腦區**嗎？接下來我們將一起來了解關於各種睡眠障礙如何引起發炎的

最新科學證據。

φ（一）睡眠剝奪（sleep deprivation）

睡眠障礙的成因有很多，比如原發性失眠、睡眠呼吸問題、不寧腿症候群、或晝夜節律障礙等。其他身體不適、心理壓力或精神疾患也可能是其中原因。但在現代社會裡，很多時候是因爲人爲的睡眠衛生或作息不規律進而導致失眠，比如熬夜追劇、躺床滑手機、或平日趕報告假日補眠等。在這一部分我們會先引用關於睡眠剝奪的資料來探討睡眠減少後的一般效應，至於其他已有相當研究成果的特定障礙將會於之後獨立介紹。

首先，睡眠剝奪泛指沒有獲得足夠睡眠的情形，它可以是肇因於疾病，也可能是生活型態不良所造成。雖然每個人天生的睡眠長度不盡相同，但多數成年人每晚需要七到八小時的睡眠來獲得充分休息。一篇 2017 年發表的文章指出，睡眠剝奪會引起發炎、氧化壓力、凝血功能改變、內皮細胞障礙與自律神經失調，不意外的，其可能造成各種代謝性疾患及心血管疾病，比如高血壓、心律不整、糖尿病與肥胖等 [164]。有研究讓受試者先後歷經三種程序，不被打斷的睡眠、部分睡眠剝奪、與最後恢復正常睡

眠，並量測每次睡完後的發炎指標及相關基因表現。最後發現睡眠剝奪的確會引起發炎，並活化了與腫瘤關係密切的蛋白[165]。在門診中，也看到愈來愈多十六歲左右的青少年出現失眠問題，睡眠時間少得可憐，研究證明這些一晚睡不到七小時的年輕身體其實正處於慢性發炎狀態，且會增加成年後的罹病風險[166]。有學者還提供了一項很有意思的觀察，他們發現睡眠不足的人在與配偶談婚姻問題時會比睡眠足夠的人有更爲明顯的 IL-6 和 TNF-α 上升；而且如果夫妻雙方都睡不夠，跟至少有一人睡夠的情形相比，雙方會以更具敵意的方式對待彼此[167]。可見失眠不只影響身體健康，也改變了我們的人際關係。另一篇 2016 年發表的系統性回顧與統合分析則提到性別差異的潛在效應，作者指出睡眠障礙的人會有較高的發炎指標，且有些研究認爲女性比男性更容易受到影響，從而出現更強的發炎反應[168]。雖然目前對於睡眠剝奪如何引起發炎的機制還不是很了解，但一般認爲，原本應該會在睡眠中減弱活性的交感神經，在睡眠剝奪後被異常激活，進而增加核因子 kappa B 發炎路徑的反應，應該是原因之一。也有學者認爲，不管從腦波活動、HPA 軸的變化、還是發炎指標來看，失眠都是一種過度醒覺（hyperarousal）的障礙。因

此要如何調節情緒與生理的醒覺程度，以及相伴隨的交感神經異常，便是治療失眠相關發炎的關鍵。

φ（二）睡眠呼吸中止症（sleep apnea）

一般來說，呼吸是一種不需經過意識管控，身體會自動調節的生理機能。除非患有神經或心肺重症，否則我們大概都不會擔心自己哪天忘了呼吸。但事實上，全人口中大約有 3% 的人有睡眠呼吸中止的問題。根據定義，睡眠當中，每次呼吸停止超過 10 秒，每小時超過 5 次這樣的發作時，我們稱其為睡眠呼吸中止；有睡眠呼吸中止症的人在這過程中通常會出現明顯的血氧降低。

造成睡眠呼吸中止的原因可分成三大類，其一是阻塞型睡眠呼吸中止，起因於咽喉附近的軟組織在睡眠時因張力鬆弛而壓迫呼吸道，導致呼吸暫停；其二是中樞型睡眠呼吸中止，因為腦部呼吸中樞異常，導致周邊呼吸活動失調；最後一類則是上述二者的混合。

當個體有習慣性打鼾、鼾聲震耳欲聾、睡到一半常驚醒、總是沒睡飽、醒來口乾舌燥、甚至被他人目睹有呼吸暫停時，應該

注意是否有睡眠呼吸中止的問題。尤其是男性、肥胖、或脖子粗短的人更是高危險群。近年來，除了睡眠診療中心逐漸普及外，政府也提供相關治療器材的補助，都反映出此議題的重要性。究竟它會造成什麼危害呢？讀者可以試想，在每晚數小時的睡眠中，經常性處於缺氧狀態，身體承受了多麼大的負擔！每個細胞就像快窒息一樣，迫切需要下一口呼吸；代謝環境逐漸劣化，各種生理恆定也越來越難以維持。

　　有學者提出一種致病模式，睡眠呼吸中止因為干擾了氣體交換與睡眠連續性，造成交感神經活化，影響了糖分與脂質代謝，進而引起發炎。而間斷性缺氧亦會透過缺氧誘導因子或核因子kappa B 的路徑引起發炎[169]。這些都與高血壓、胰島素抗性、血脂異常、及心血管疾病有關。睡眠呼吸中止本身也被證明是增加死亡率的獨立危險因子。上述概念可以透過動物與細胞學實驗進一步獲得支持。科學家們發展出一種模擬此症的動物模式，讓老鼠處於間斷性缺氧狀態，結果發現其脂肪組織會出現發炎反應，產生細胞激素 TNF-α 與 IL-6；而血管也會出現氧化、發炎與細胞凋亡；若觀察腦部變化，更發現其皮質、腦幹與脊髓的微膠細胞出現發炎基因活性增加的現象，而且與缺氧的時間

呈正相關 [169]。還記得在慢性發炎機制中曾被介紹過的類鐸受體 TLR-4 嗎？沒錯，缺氧也會讓它在腦部的表現增加 [170]。除上述免疫反應外，交感神經系統也被發現會在間斷性缺氧中活化。

我們引用一個在討論睡眠呼吸中止時較少被關注到的族群的研究，以喚起人們重視。有學者指出睡眠呼吸中止會引發**兒童體**內的氧化壓力與發炎反應，進而增加罹患心血管疾病及神經認知功能障礙的風險。透過手術治療，除可改善睡眠呼吸狀況外，亦可連帶讓發炎與血脂等代謝指標逐漸正常化 [171]。可見此症不再是侷限於中年男性的疾病，其所造成的發炎問題已經擴及各年齡層。此外，有些孩童白天精神不濟，注意力差，除了可能是注意力不足過動症外，亦有相當比例的個案其實是睡眠呼吸中止所造成，建議若有相關徵兆，應及早尋求小兒科或耳鼻喉科醫師診治。

φ（三）輪班（shift work）

在工業社會與資本市場的運作下，為了追求營利與效率的極大化，輪班制度武斷地打亂了人們的作息，責任制更讓二十四小時都在工作的包覆中，沒有放鬆的片刻。一般正常的工作時間應

是介於早上七時至晚上六時，在這範圍以外的都屬輪班工作。許多工業化國家中大約有 15 ～ 20% 的從業者屬輪班工作者。當工作時間與日夜作息及生理時鐘不相匹配時，便會對身體造成傷害，增加罹患心肌梗塞、中風、代謝症候群、腸胃疾病、與精神疾患的風險。國際癌症研究機構甚至於 2007 年時將輪班工作定義為很可能的（probable）致癌物，比如女性乳癌與男性攝護腺癌。也許有人以為二、三十歲的年輕人正值身強體健的階段，可以承受輪班的身心壓力，但一項南韓的研究告訴我們，在控制了其他變項後（如抽菸、運動、體重等），二十到三十九歲的男性輪班工人，其體內發炎指標與白血球數量跟固定白班的工人相比都是很顯著上升的 [36]。談到熬夜趕工，人們經常會聯想到猝死這個現象，雖然它的原因可能不只一種，但心臟承受不了負荷而心律不整或驟然停止經常是原因之一。事實上，針對輪班與心血管風險的研究已經累積了相當豐富的證據。有統合分析指出輪班工作者發生心肌梗塞的機率明顯高於白班工作者 [172]。而且工作年數越久的，風險越高，比如從事輪班工作長達 2 ～ 5 年、6 ～ 10 年、11 ～ 15 年及 16 ～ 20 年者，其罹患冠狀動脈心臟病的風險分別增加了 1.5 倍、2 倍、2.2 倍及 2.8 倍 [173]。由於動脈粥狀硬

化是冠狀動脈疾病的重要病理特徵，而其形成與破裂又跟發炎高度相關，所以我們可以說輪班在身上引起的發炎其實一點一滴地吞噬了心臟活力。除此之外，輪班工作者也較易罹患肥胖、糖尿病、高血壓、關節炎與癌症，這些臨床狀況同樣可以用輪班所引起的發炎來做部分解釋。

然而，究竟是什麼機轉導致輪班者發炎呢？我們也許可以分成兩個層次來思考：

1. 心理社會壓力

第一個層次可以從心理社會壓力來思考。個案常訴苦說：

「這樣的工作讓我不知道生活有什麼意義，每天下班了，就換別人去上班，我也不能幹嘛，就一個人睡覺，但白天睡覺又容易睡不好。」

輪班者的生活步調與旁人不同，長期下來，容易覺得孤立、失衡、與空虛，這類負面感受是對生存價值的深沉疑惑，靈魂彷如斷了線的風箏，飄然不知所依。當個體長期處於消極情緒中，加以生活步調與社群不協調所導致的消費選擇受限（如飲食只剩

下宵夜和超商），容易使個體採取不健康的行為習慣，如垃圾食物、暴飲暴食、久坐不動、或提神物質的使用。上述情緒與生活習慣的陷阱都是典型的發炎因子。

2. 生理機制

再來第二個層次可以從生理機制如何被打亂來分析。比如與壓力及發炎都高度相關的 HPA 軸，其皮質醇分泌有明顯的週期變化，我們稱其為晝夜節律振盪（circadian oscillations）。當作息因輪班而改變時，是否會影響它的功能？一篇針對德國年輕醫師所做的追蹤性研究發現，輪班確實會顯著改變皮質醇分泌型態，使其剛睡醒時、還有整日的皮質醇分泌量都較未輪班前多[174]。這樣的高皮質醇狀態出現在許多壓力相關疾病中，如憂鬱、心臟病或代謝症候群，可能代表其身體對皮質醇產生抗性，並與發炎的形成有關。有學者提出，就像減少胰島素抗性可改善糖尿病那樣，未來也許可發展減少皮質醇抗性的方法，治療發炎性疾病。除了 HPA 軸外，自律神經系統也有日夜活性的週期變化。一項針對夜班護理師的研究指出，長期輪班會導致其睡眠時的交感神經活性增加，讓心臟承受了較大的交感支配壓力[175]。有學者也

發現輪班不利自律神經平衡，會降低心律變異性[176]，而自律神經失調正是造成輪班者心臟病的原因之一[177]。此前，我們已介紹過交感神經的過度活化會引發核因子 kappa B 發炎路徑，所以**當輪班者感受到心悸、氣促、緊繃或腸胃不適等自律神經失調症狀時，必須提醒自己前夜的操勞已讓自身陷於發炎中。**

除了神經及內分泌系統外，還有研究深入觀察細胞內部變化。他們發現輪班會對細胞的遺傳物質作表觀修飾（epigenetic modifications）[†]，進而改變基因表現，此可能與癌化有關[178]。我們稍早還有提到亞炎症的概念，意指組織恆定狀態的改變可能引起慢性發炎。有研究利用動物模型，將小鼠身上調控生理時鐘的基因給剔除掉，或透過干擾其作息的手段，結果造成小鼠嚴重的腸道發炎與上皮細胞功能缺損[179]。該研究的結論是晝夜節律混亂會干擾腸道恆定，進而加重慢性發炎，增加發炎性腸道疾病的風險。上述證據在在提醒了我們，身體的每一個微小單位，舉如分子、細胞、腸道菌叢、乃致內分泌都是依循著生理時鐘去運作，如果我們亂撥指針的走向，或隨意開關鐘響，全身上下終將亂成一團。讀到這裡的你一定不陌生本書一再重複的觀念：**混亂的生理秩序**總伴隨發炎的產生。

[†] 表觀修飾（epigenetic modifications）意指在不改變基因序列的前提下，改變基因表現的過程，比如透過一些化學程序活化或關閉基因，但不影響基因本身的編碼。

φ（四）不寧腿症候群

門診時，我總會問失眠個案說：「你晚上會不會覺得手腳很不舒服，癢癢的、或像是有東西在爬，非得動一動才會比較好一些？」像這類狀況我們稱其為不寧腿症候群。有些人甚至描述就像有蟲往骨頭裡鑽一般，想抓又抓不到，非常難以忍受。根據統計，不寧腿症候群的盛性率大約 5% 上下。部分個案跟缺乏鐵質、懷孕、藥物、腎衰竭、糖尿病或甲狀腺疾病有關，還有很多則是找不到誘發因子。這種病症尤其好發於女性及老年人，絕大部分患者同時有睡眠障礙，包括難以入睡及夜眠中斷。如果不針對問題處理，而單以一般助眠藥物治療，效果當然很不理想。

在過去，多巴胺失調被認為是造成不寧腿症候群的原因，這點可以從藥物使用經驗得知：多巴胺阻斷劑（如抗精神病藥）會引起或惡化不寧腿症候群，而多巴胺致效劑則可緩解症狀。其他如鐵質代謝或內生性類鴉片系統異常也都曾被提及。但近年來，有愈來愈多證據指出發炎可能是我們必須關注的焦點。

一篇 2012 年發表的回顧性文章指出，95% 與不寧腿症候群相關的狀況其實都牽涉發炎反應，比如代謝疾病與老化[180]。也

有學者觀察到許多個案都有腸道菌叢過度生長的情形，或合併腸躁症，因此認爲人體對腸道菌叢或其他抗原的免疫反應，也可能反過來攻擊神經系統，造成不寧腿症候群 [181]。此外，中樞神經系統的神經傳遞物質本來就會受到發炎影響，因此發炎可能是造成不寧腿症候群多巴胺功能失調的原因。從其他角度來看，鐵質代謝需要一種稱爲鐵調素（hepcidin）的物質調節，它會抑制腸道鐵質吸收與巨噬細胞的鐵質釋放，進而降低血鐵濃度。當身體發炎時，細胞激素 IL-6 會促進肝臟製造鐵調素，可能因此導致不寧腿症候群的缺鐵狀態。所以當出現不寧腿症候群時，除了考慮伸展、放鬆或藥物治療外，也應詳加檢視有哪些發炎來源，逐一改善，並確實做好腸道環境的優化。

φ（五）褪黑激素（melatonin）

衆所周知，褪黑激素與睡眠息息相關，是調控晝夜節律的關鍵物質，於松果體分泌後進入循環，可經由細胞表面的接受器或直接進入細胞來展開作用。在西方許多有睡眠問題或有調整時差需求的民衆，會使用褪黑激素來加以改善。此外，它也有強力的抗氧化與抗發炎效應，藉由清除自由基、抑制核因子 kappa B 或

減少細胞黏附因子等方式來降低發炎對組織的破壞。除了松果體外，在視網膜、骨髓及膽汁也都可以看到它的蹤跡。由於褪黑激素具有上述雙重屬性，因此值得我們進一步探究睡眠障礙中的褪黑激素異常是否與發炎有關。

比如前述的輪班工作者，其體內褪黑激素明顯較低，有學者認爲這可能是導致他們較易罹患癌症的原因 [182]。此外，由於晝夜節律失調被發現會惡化發炎性腸道疾病，且生理時鐘本來就掌管著腸道功能，所以關於睡眠障礙、褪黑激素與發炎性腸道疾病之間的關係日益獲得關注。

在動物研究中，因睡眠剝奪而加重腸炎的老鼠在接受褪黑激素補充後會獲得改善 [183]，因此褪黑激素被認爲有治療發炎性腸道疾病的潛力 [184]。2005 年發表的一項隨機雙盲、安慰劑控制研究則指出褪黑激素可以改善腸躁症的病情 [185]。再來，睡眠呼吸問題所造成的發炎、代謝障礙與心臟病變，也被發現可以透過褪黑激素來調整 [186]。事實上，阻塞性睡眠呼吸中止症的確有褪黑激素分泌型態的異常，其缺乏夜間濃度高峰的表現。罹患異位性皮膚炎的孩童也時常有失眠問題，專家認爲這不能單純用搔癢不適來解釋，褪黑激素失調可能是造成發炎與失眠的共通原因 [187]。

¹⁸⁸。最後，作息紊亂、睡眠剝奪以及夜間光照所造成的褪黑激素減少，也被認為與典型的發炎狀態——肥胖有關 ¹⁸⁹。所以減重絕對不能只是從少吃多動著手，作息的穩定同樣重要。有了以上發現，讀者應該好好珍惜夜間閉眼的時間，讓體內威力強大的褪黑激素能有出來大顯身手，消除發炎的機會。

發炎

如何改變

心智

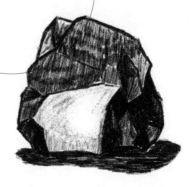

Chapter o5

腦部是心理運作的中樞，控制著思考、情緒、行爲與生理節律。如果受到環境百般壓迫，我們當然會產生如焦慮、憤怒、恐懼、無望、或悲傷的情緒，但會不會有一些心理反應，或者是認知功能的改變，如專注力、執行力、記憶力等，以及情緒調控的減損其實是腦部發炎的生理效應？當功能下降的腦部遇上艱難的環境，不也更容易受挫？人們習慣將壓力與情緒反應視作一種單純的「心理」現象，但事實上，根據腦科學的認識，所有心理現象都有其生理依據。因此，**本章將聚焦於發炎如何影響腦部生理，進而改變我們的心智。**由於相關研究大多從臨床個案去作分析，嘗試勾勒出某種心智狀態的背後有哪些發炎現象，所以我們

的介紹也將以此方式進行。

當然，各種臨床表現的成因具有一定異質性，機制相當複雜，以憂鬱來說，可能每位個案的成因都不完全一樣。本書所著重的腦部發炎僅是其中一種病因，也可能是在疾病形成過程中所伴隨的一個現象。但無論是在病程發展中的什麼階段，有充分證據顯示**腦部發炎是維持或惡化精神疾患的重要因素**。此外，也有許多試圖透過改善發炎來治療精神疾患的研究正如火如荼地進行，可見其重要性。

既然發炎會改變心智，那發炎物質是怎麼出現在腦部的呢？有以下幾種方式：

1. 腦部自己產生。
2. 從周邊藉由血腦屏障上的孔隙滲漏進去。
3. 從周邊藉由血腦屏障上的轉運器輸送進去。
4. 從周邊透過上行迷走神經傳訊到腦部。
5. 透過被活化的單核球進入腦部。
6. 血腦屏障上的內皮細胞產生分子訊號，促使腦部膠細胞分泌細胞激素。

發炎物質出現後，一系列連鎖反應便開始改變腦部功能。研究發現，在三十到五十四歲男性身上，其 IL-6 和 CRP 發炎指標濃度與認知功能呈負相關，而且整體皮質結構與海馬迴也受到影響 [190]。研究者指出發炎應是造成他們腦部萎縮與認知減損的原因。為什麼發炎會改變大腦結構呢？這可以從神經元與膠細胞的凋亡與再生來看。比如大腦的微膠細胞活化後，除本身可吞噬神經元外，亦可透過釋出自由基、活性氧類、組織蛋白酶及更多細胞激素，毒殺神經元。如果因此而喪失的細胞數量多過再生的數量，整體形構就會改變。那神經元再生會受到發炎抑制嗎？就先以腦部主要的再生區域──腦室下區來說，它會因為持續性發炎而減低前驅細胞的增生與遷移；而另一重要的海馬迴神經再生區，也會被微膠細胞所抑制，與老化、失智、或癲癇病患的認知減退有關。當神經元逐漸萎縮時，腦內會有一種神經滋養因子（brain-derived neurotrophic factor）協助其恢復活性，然而發炎會減少該滋養因子的產生。其他如神經生長因子（nerve growth factor）或神經營養因子 (neurotrophin) 等也會有程度不一的減少。綜上來說，**發炎會讓神經元減少，且又抑制了新成員**

的產生，最終導致腦部退化與萎縮。因此，在發炎的主旋律下，加以個別基因、表觀遺傳、與環境的交互作用，最終在各個腦區產生或輕或重的影響，進而造成臨床上各種形式的心智變化。以下我們將逐一介紹各種主要心智狀態或精神疾患是如何受到發炎的影響。

生病行為（sickness behavior）

一開始，我們先從一種人人幾乎都經驗過，介於正常反應與臨床疾病之間的現象——生病行為開始談起。生病行為原本是指個體在遭受感染後所產生的行為模式改變，比如疲倦、焦慮、嗜睡、退縮或對疼痛敏感。這樣的改變或許是具有適應性的，可以限制個體活動，降低能量消耗（保留來對付病原體），維持體內恆定，渡過感染；更可以避免個體在狀況不佳時暴露於危險情境，減少受到傷害的機率（比如被捕食）。類似的情形也可以在許多慢性病，比如癌症病患中看到。後來學者發現促發炎細胞激素在腦部的作用是造成這個現象的原因，在動物身上注入 IL-1β、IL-6、和 TNF-α 等發炎物質可以引發同樣的行為改變

[191]。一篇 2019 年發表的回顧性文章指出，主掌動機的中腦－邊緣系統路徑（mesolimbic pathway）會受到發炎細胞激素干擾，導致多巴胺傳遞功能受損，減少了個體做事的動力與信心[192]。這可以解釋爲什麼我們在生病（發炎）後，經常覺得懶洋洋的，甚至也可以說明發炎與許多精神疾患之間的關係。

憂鬱

　　世界衛生組織警示 2020 年時重鬱症會是造成人類失能的第二大主因，僅次於心血管疾病（皆與慢性發炎息息相關），對個體與社群的生活品質與醫療花費造成沉重負荷。重鬱症的終身盛行率約 12%，人類發現這項疾病的歷史可能跟發炎一樣久遠。早在數千年前的美索不達米亞文明石板上已記載了憂鬱症症狀，而

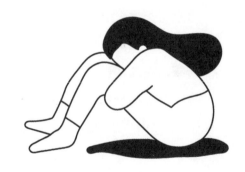

西元前 400 年左右古希臘醫師希波克拉底則將顯著低落的情緒稱為「憂鬱（melancholia）」。根據第五版精神疾患診斷與統計手冊的定義，當個案有連續二週以上的時間，每天大部分時候都出現下列九項症狀中的五項以上者（必須至少一項包含 1 或 2），則可診斷為重鬱症。

1. 幾乎每天且整天憂鬱，可由主觀報告（例如：感到悲傷、空虛、無助）或他人觀察（例如：看起來像在哭）而得知。其中青少年可能以情緒易怒來表現。
2. 幾乎每天且整天對所有活動降低興趣或愉悅感。
3. 體重明顯減輕或增加（一個月內體重變化超過 5%），或幾乎每天食慾降低或增加。
4. 幾乎每天都失眠或嗜睡。
5. 幾乎每天都精神動作激動或遲緩。
6. 幾乎每天都倦怠或無精打采。
7. 幾乎每天感到無自我價值感，或有過度不恰當的罪惡感（不僅是對生病自責）。
8. 幾乎每天思考能力和專注力降低，或是猶豫不決。

9. 反覆想到死亡（不只是害怕死亡）；反覆有自殺意念而無具體計畫；或是出現自殺行為；或有具體計畫。

傳統上，重鬱症被認為是腦內血清素、多巴胺、正腎上腺素或麩胺酸等神經傳遞物質的功能異常所導致，但臨床上仍有大約三分之一的病患對於調整這類化學物質的藥物療效反應不佳。因此，科學家們不斷尋找是否還有其他造成重鬱症的機制可以在未來作為治療的標的。最初讓學者們將重鬱症與發炎連結在一起的原因有以下幾個：

第一：發炎性疾病的患者有較高的憂鬱症罹病風險。

第二：即使沒有共病其他內科問題，仍有三分之一的重鬱症患者有明顯升高的促發炎細胞激素。

第三：接受細胞激素治療者（如肝炎患者）較易罹患憂鬱症。

基於以上發現，人們開始探索發炎物質如何造成憂鬱。首先，**發炎介質出現在腦部後，會干擾神經傳遞物質、神經內分泌**

系統、以及神經可塑性。更細膩地說，發炎會減少腦部滋養物質，不利海馬迴神經元再生；也會增加氧化壓力，影響色胺酸－血清素代謝，減少血清素合成，或激化血清素轉運蛋白而增加血清素回收，導致可利用的血清素變少。此外，發炎也會產生神經毒性物質，以及麩胺酸過度刺激的神經毒性，導致神經元與膠細胞受損。縱貫性研究發現發炎細胞激素的增加經常是早於憂鬱症狀出現的，而且許多發炎性疾病都會顯著增加罹患重鬱症的機率（自體免疫疾病患者有七成罹患憂鬱症），增加了我們對其因果性的聯想 [193]。

近年來，有一個稱為「細胞激素假說」或「巨噬細胞理論」的觀點逐漸受到重視，其主要論點是：發炎－免疫系統的活化，尤其是細胞激素的合成，會影響神經化學物質的功能，進而導致憂鬱 [194, 195]。此外，誘發重鬱症的常見心理社會壓力也被發現會透過多種發炎路徑影響情緒，比如前述的交感神經活化會刺激核因子 kappa B 轉錄出一系列發炎介質；而動物研究則發現，心理壓力會增加麩胺酸的釋出，促使膠細胞將三磷酸腺苷（一種應當在細胞內供作能量的分子）排出，當三磷酸腺苷出現在胞外時則引起發炎體活化，增加 IL-1β 與 TNF-α 的分泌，導致腦部發

炎 [196]。針對人類社會中壓力與憂鬱的連結，有學者提出「社會訊息傳遞理論」，其指出社會威脅或負面事件會增加促發炎細胞激素，對個體的行為模式造成深遠改變，包括悲傷、乏興趣、疲憊、精神動作遲緩、和社交退縮等 [197]。重鬱症的高度復發性以及早期生命壓力的致病性都可以用該理論來解釋。

本書前章所強調的文明威脅不就是莫大的社會壓力？順帶一提一個有意思的研究，缺乏發炎激素 IL-6 的老鼠對壓力竟然是較有抗性的，也較少出現憂鬱反應，難道是比較不會發炎就相對不會憂鬱嗎 [198]？對於發炎的理解，可以幫助我們整合重鬱症的生理－心理－社會模型，這正是科學的進步。其他支持發炎在憂鬱症中扮有角色的證據還有：發炎程度較高的憂鬱症患者較易對治療產生抗性、有些抗鬱劑可以減少病患的發炎反應、以及阻斷發炎可以改善憂鬱或增加對傳統抗鬱劑的反應。因此，**發炎可以被視為是誘發或維持憂鬱症的重要因子**，未來亦可能作為臨床診斷與追蹤病情的生物指標。

躁鬱症

　　與單純憂鬱症相比，躁鬱症在鬱期外還會有程度不等的躁期症狀，比如持續數天的高昂情緒或易怒，能量與活動量上升，並合併自大、睡眠需求減少、話多、思考跳躍、易分心、忙碌、或衝動等症狀，常常造成人際、財務與健康的損失。如果沒有妥善治療，病情往往會不斷復發，而且愈來愈頻繁，一次比一次嚴重，認知表現與整體功能逐漸退化。

　　病程剛開始時也許還與生活壓力或作息變動有關，但到中後期，個案常在沒有明顯誘發因子的狀況下，就自動復發了。這是什麼原因呢？有學者提出「神經退化（neuroprogression）」的概念，意指躁鬱症的腦部病理並非從開始到後來都是一樣的，它是一個進行性的過程，而非單純神經傳遞物質或細胞內訊息調控的問題。其中，發炎、氧化壓力、粒線體功能、神經滋養物質與神經新生等生理現象的互動就是構成神經退化的元素。有學者指出躁鬱症個案的 IL-6 和 TNF-α 是明顯升高的，而且促發炎細胞激素 IL-6 和抗發炎細胞激素 IL-4 的比值也偏高，顯示二者之間的不平衡 [199]。個案在經過六個禮拜治療後，IL-6 會顯著下降。

另有一篇 2012 年發表的文章進一步認為躁鬱症是一個多系統發炎的疾病，在病程初期，除了腦部外，代謝、心血管、免疫與生理時鐘等皆已發生改變，而串起這一切現象的便是發炎 [200]。當神經元受到威脅時，腦部可分泌滋養物質努力使其恢復生機，然而隨著躁鬱症進入病程晚期，滋養物質會愈來愈少；在細胞激素的部分，病程初期不管是促發炎激素或是抗發炎激素都會增加，但進入晚期，當促發炎激素還維持在高檔時，抗發炎激素卻減少了，顯示身體已經失去自保的能力。最後，我們來看回顧性研究所歸納出的基因變異，他們發現躁鬱症個案身上與粒線體及能量代謝有關的基因表現會下降，而與發炎及免疫有關的基因表現卻上升，這些變異甚至是跨診斷的，比如在思覺失調症或憂鬱症的個案身上也可以看到這種變化 [201]。上述發現除了可以證明躁鬱症是一種發炎疾病外，也啟發我們對相關生理指標的興趣，比如細胞激素也許可以做為病程分期的依據，而某些基因型可以預測躁鬱症個案的認知減損程度。

焦慮症

常見的焦慮症診斷包括廣泛性焦慮症與恐慌症，核心問題都是個體處於過度警覺的狀態，造成明顯苦惱或功能減損。廣泛性焦慮症的症狀包括大部分時間處於擔心狀態，合併肌肉緊繃、坐立難安、煩躁、失眠、不專注或疲憊；而恐慌症則以突如其來的嚴重焦慮、恐懼，以及合併身體多處不適爲主要表現。

雖然跟憂鬱症或躁鬱症相比，關於焦慮症發炎狀況的研究較少，但我們應該不難想像這二者之間存有密切聯繫。

首先，交感神經過度活化與下視丘－腦下垂體－腎上腺軸失調都是焦慮症的生理特徵，而它們所導致的核因子 kappa B 活化及糖皮質素抗性皆是發炎的重要機制。

再來，焦慮症的臨床表現，還包括了許多典型的發炎徵兆，包括腸胃不適、胸悶氣促、以及疲憊失眠等。一篇 2013 年發表的大型世代研究指出，患有焦慮症的男性其發炎指標會增高，而晚發型（50 歲之後）的焦慮症更是與免疫失調相關[202]。雖然在這份研究中，女性個案並未被確認有發炎的跡象，但較早的一項分析則發現男性或女性的焦慮都與發炎指標呈正相關。之所以會

有這樣的差異，可能與各研究收案的女性年齡分布不同有關。爲什麼女性年紀漸長後，會較容易發炎呢？如第三章所述，女性荷爾蒙減少及老化都是加重發炎的因素。在其他族群中，如青少年及冠狀動脈疾病者，也被發現焦慮症與發炎指標上升有關[203, 204]。

　　一篇 2016 年發表的文章探討了發炎如何對不同腦區產生影響，進而出現焦慮與恐懼症狀。比如杏仁核（amygdala）對感染或社會威脅的恐懼反應，與 IL-6 上升有關，也可能造成後續的疲憊、憂鬱情緒、社交退縮、及認知下降[205]。另外一個讀者可能較少聽到的腦部構造──島葉（insula），會與杏仁核互動，其活性與個案的焦慮度相關，而周邊發炎會使其活化。主管記憶的海馬迴則在創傷事件後，因微膠細胞釋出的發炎激素而逐漸萎縮，這個現象在波灣戰爭退伍軍人身上已經很清楚的被觀察到，即創傷後壓力症狀愈嚴重的，海馬迴萎縮愈明顯。所以我們常可看到高度焦慮的病患，往往記憶力也不好，這並不是他們心不在焉，而是腦部記憶構造已經遭到破壞。接著，更上層的額葉皮質也與杏仁核及海馬迴有千絲萬縷的連繫，可以調控情緒反應、選擇性注意、及認知形態，然而在高度壓力下，皮質上的發炎激素

受體、以及皮質與下層結構的功能性連結會發生改變，進而惡化情緒與認知。其中，有一個構造稱為背側前扣帶迴皮質（dorsal anterior cingulate cortex），它會因為情緒或身體壓力而激化自律神經系統，所以除了其本身職司的注意力會受到發炎影響外，全身生理調節也都會被牽連。甚至有些先天性格本來就較為神經質的個體也被發現有背側前扣帶迴皮質的過度活化。

發炎是如何改變上述腦區的功能呢？透過神經傳遞物質的改變，如麩胺酸、血清素或 γ-氨基丁酸、以及細胞的萎縮凋亡都是潛在機轉。再者，有研究嘗試探討感染（生理）會不會惡化社會壓力（心理）所產生的神經功能變化，結果也是肯定的，這再次呼應了本書宗旨：**減輕各種來自文明公害、生活習慣、與心理失調等方方面面的發炎因子才是保全健康之道。**

思覺失調症

在精神醫學裡，思覺失調症是一種相對嚴重且難以治癒的疾病，它會讓個案產生妄想、幻覺或混亂的言行，也時常合併顯著的功能退化，如社交退縮、情感貧乏、或幾乎沒有從事任何興趣

與工作的動機。早年因爲缺乏控制病情的藥物，個案時常在發病沒多久後，就呈現近似失智的狀態，所以曾被稱作早發性癡呆。所幸，隨著 1950 年代後精神藥物的發展，以及相關認知與復健治療的推廣，多數個案的症狀能獲得減輕，也延緩了整體功能的退化。全人口中有將近百分之一的人罹患此症，儘管病情不輕，卻有許多人因爲擔心被貼標籤、欠缺醫療知識、或不覺得自己有病，而從未接受適當治療。

　　過去數十年，學界曾提出多種假說來解釋思覺失調症的形成，其中最廣爲人知的主流理論便屬多巴胺假說。1966 年，荷蘭學者羅森（Jacques van Rossum）提出抗精神病藥物是透過阻擋多巴胺而發揮療效，並推衍出多巴胺的過度活躍爲思覺失調症的病因。後來瑞典學者卡爾森（Arvid Carlsson）更進一步確立了腦部多巴胺功能及定量方法，提出相關藥物與疾病（如帕金森氏症）的多巴胺機轉，並因此得到了諾貝爾獎。然而，多巴胺失調真的足以解釋思覺失調症的全貌嗎？以現有證據來看，顯然不是。比如有許多個案對多巴胺阻斷劑的療效反應不佳，而後來新發展出來的藥物也不是主要從多巴胺功能著手；再者，其他神經傳遞物質也陸續被發現可能扮演重要角色，如麩胺酸。因此，我

們有必要在以神經傳遞物質爲主的傳統理論框架外，尋找其他致病機轉，才能發展新的治療策略，讓病情獲得更好的控制。

其中，**神經發炎**在近年來逐漸被視爲重要的潛在病因。有學者提出微膠細胞假說（microglia hypothesis），意指各種壓力所導致的微膠細胞活化，釋出自由基與發炎激素，造成神經退化、腦部白質異常、以及神經新生不足，可能是思覺失調症的病態生理根源[206]。此外，過去許多抗精神病藥物其實不只調控著神經傳遞物質，它們還可以抑制微膠細胞釋出發炎激素，達到保護神經的功效，所以我們也許可以用抗發炎藥來稱呼這些一直被認爲是多巴胺或血清素調節劑的藥物。更有趣的是，我們雖然早已知道尼古丁乙醯膽鹼受體致效劑可以改善個案的認知功能，但直到最近才有研究發現其實它能夠抑制微膠細胞的發炎模式，轉而進入神經保護狀態。一篇 2018 年發表的文章更進一步整理了相關文獻，釐清發炎在整個病程中的脈絡，其指出思覺失調症個案的血液與腦脊髓液中發炎指標都較一般人高，全身處於慢性發炎狀態[207]。那又是什麼原因讓他們持續發炎呢？可能與生命早期的免疫活動有關。動物研究顯示出生前後的免疫活化會增加一生的免疫反應性，導致較高的發炎傾向，在人類中也有

類似發現。這解釋了為什麼許多嬰幼兒階段的負面事件（如感染、缺氧）都會增加未來罹患思覺失調症的風險。此外，臨床上常觀察到壓力會急性惡化個案的病情，除了可用多巴胺分泌會受壓力刺激而上升來解釋外，還可從「敏感性－壓力－發炎」模型切入，每次壓力所引起的發炎加劇可能是造成神經功能改變的原因 [208]。

雖然目前尚未確認思覺失調症的致病基因，但在一些已被篩選出來的候選基因裡，有些被認為與發炎密切相關。那發炎可否解釋前述的神經傳遞物質異常呢？事實上，神經發炎的狀態也被發現會出現多巴胺、麩胺酸與血清素異常，因此發炎也許才是更上游的病因。學者們基於以上發現，正積極研究關於思覺失調症的抗發炎治療，期盼能早日解除病患所負的重荷。

成癮

成癮可以被視為一種僵固的行為型態，個體即便了解它所帶來的壞處，也有幾分不願繼續的動機，但在天人交戰後，仍然一次又一次的執行它，比如酒癮、毒癮、遊戲成癮、甚至是對食物

的癮頭。過去人們總視其爲個體的意志薄弱，甚至指責爲惡性重大，但晚近的研究告訴我們生理及社會成因才是致病關鍵。亦即，如果有傾向成癮的生理特質，加上不利的環境因素，便容易陷入衝動嘗試、身心依賴，乃至強迫性使用的泥淖中。

2018 年有一篇發人深省的文章，其回顧了母體肥胖或營養過度是否會造成下一代腦部發炎，並誘發出成癮傾向的相關文獻[209]。作者指出母親的高熱量飲食可能改變胎兒的基因表現，影響腦部酬償系統（reward system）的神經生長、傳訊與可塑性，並引發周邊與中樞神經發炎，改變了對能量的感知能力與行爲模式，進而導致未來出現成癮行爲。這種母親的飲食型態可能造成跨世代行爲與代謝變化的現象，稱爲巴克（Barker）假說。我們也可以把它視爲一種胎兒編程（fetal programming），也就是生命早期的環境形塑了胎兒的基因表現，進而影響未來一生的發展。

此外，在成癮機轉的研究上，神經免疫系統被認爲參與了諸多與成癮有關的腦部功能變化，比如發炎細胞激素可以影響神經傳遞物質的表現，改變神經可塑性；而微膠細胞會根據腦部環境變化，調控神經迴路功能，這些都與成癮的生理基礎密切相

關 [210]。事實上，發炎細胞激素 IL-1 β 的基因多型性已被發現與酒癮有關，而且有些神經免疫的基因在被調控後可減少個案的酒精使用，又或者杏仁核上的類鐸受體被阻斷後也有類似效果。酒癮者的渴求（craving）程度也與血漿中的細菌內毒素及細胞激素濃度呈正相關，顯示發炎反應的啟動可能會增加酒精使用。在嗎啡方面，它也會透過與免疫系統的互動，以及活化膠細胞來增強使用者的滿足感。再一次的，發炎細胞激素 IL-1 β 的基因多型性及類鐸受體功能也被發現與嗎啡成癮有關。成功大學一研究團隊甚至發現使用低劑量的麩胺酸受體拮抗劑 memantine（也是一種抗失智藥物）可以降低腦部發炎，減少嗎啡成癮嚴重度 [211, 212]。國內另一常見毒品——安非他命，其效應也會受到神經免疫系統調控，曾有減少膠細胞活化的藥物被認為可以阻斷因壓力所誘發的安非他命使用，惟目前尚未應用於臨床 [213]。

上述證據讓我們相信發炎確實改變了人類的成癮傾向。那物質使用本身是否也會造成發炎呢？以酒精為例，長期大量飲用除了會造成肝臟與消化道發炎外，也會透過類鐸受體和高遷移率族蛋白來活化神經免疫系統 [214]；而安非他命則會透過微膠細胞引起發炎反應，造成神經退化 [215]。這樣的神經毒性甚至有加成作

用，也就是合併多種成癮者，其所受的神經損傷比單用任一種者來得嚴重。當認知、衝動與情緒調節每下愈況時，不就更難擺脫癮頭的誘惑嗎？當發炎與成癮惡性循環，功能減退的腦部也愈來愈無法與他人重建關係時，最終只剩孑然一人，鎮日與癮為伍。

纖維肌痛症

美國風溼病學院於 2010 年針對纖維肌痛症所作的定義包含兩大指標，其一為廣泛性疼痛指標，用以表示全身慢性疼痛的部位及數目；其二為疲倦、睡不飽、腦力減退及其他身體症狀的困擾程度。若上述狀況達一定嚴重度並持續三個月以上，且無法以其他疾病作充分解釋時，則可診斷為纖維肌痛症。

此症的盛行率約占總人口 2～6%，不可謂少見。其好發於二十到五十歲之間的女性，對正值人生黃金歲月的病患造成莫大損失。已有諸多名人在歷經長時間痛苦後，被診斷出此病，如女神卡卡（Lady Gaga）、摩根佛里曼（Morgan Freeman）等。這種捉摸不定的全身痠痛肇因於腦部功能障礙，因為痛覺的感知與大腦前額葉、扣帶迴、頂葉、邊緣系統、及下視丘等部位息息相

關，當腦部出現如神經性發炎、神經致敏化（sensitization）、或神經傳遞物質失調時，便可能讓痛覺處理出現異常。

早期有研究指出，發炎細胞激素上升與纖維肌痛有關，比如病患血液中的 IL-8 和 TNF-α 都有升高的跡象 [216]。IL-8 與 HPA 軸及交感神經性疼痛有關；而 TNF-α 會造成血腦屏障退化，導致更多有毒物質進入腦內。特別的是，抑制發炎的細胞激素 IL-10 也被發現會升高，這種情形一般被認為是代償性的結果，也就是身體試圖藉由 IL-10 來控制發炎，但最終仍無法獲得平衡。一篇 2012 年的研究進一步發現患者脊髓腔內的 IL-8 濃度確實明顯增加，並指出這與患者的中樞神經發炎、膠細胞活化、及交感神經失調有關 [217]。

雖然目前尚無根治纖維肌痛症的方法，但已有藥物被證實可以減輕大約三成的疼痛，加上運動、伸展、作息調整、及放鬆訓練等抗發炎手段，整體病情會有更顯著的改善，不僅疼痛獲得控制，連神經可塑性也會增加，情緒、睡眠、及認知功能都會接著進步。

慢性疲勞症候群

　　疲勞的經驗人皆有之，但有一種值得臨床關注的疲勞稱爲慢性疲勞症候群（chronic fatigue syndrome），或稱肌痛性腦脊髓炎（myalgic encephalomyelitis）。根據美國疾病管制與預防中心的定義，當個案有連續六個月以上的嚴重疲憊，顯著影響日常活動或工作，且無法以其他身體或精神疾患作解釋時，若同時有下列八項症狀的四項以上，則可被診斷爲慢性疲勞症候群：肌痛、多關節痛、經常性喉嚨痛、新發生的頭痛、頸部或腋下淋巴結壓痛、無法消除疲勞的睡眠、活動後疲勞持續大於二十四小時、短期記憶或專注力明顯缺損。其好發於二十五至四十五歲的女性，全球盛行率大約介於 0.4 ～ 2.5% 之間。

　　雖然目前成因不明，但美國疾病管制與預防中心強調慢性疲勞症候群是一種生理疾病，不是單純的心理問題，**病患不是裝病也不是別有所求**。病患的免疫系統、細胞代謝、神經內分泌及自律神經系統都被發現有異常。以免疫系統來說，有些患者的淋巴球與自然殺手細胞功能異常，促發炎激素長期升高，而自體免疫抗體也會增加。感染、創傷、及環境毒物都被認爲是誘發疾

病的可能原因。人體對上述刺激的反應本來就是發炎，因此有學者提出這樣一個解釋模型：發炎、免疫、氧化與亞硝化壓力（inflammatory, immune, oxidative and nitrosative stress）路徑的活化會引發疲勞與身體症狀，而病毒或細菌感染、生理或心理壓力皆會誘發或維持此路徑的運作[218]。**睡眠障礙**是此症的重要特徵，可能源自細胞激素對腦部醒覺功能的改變。此外，慢性疲勞症候群也時常合併腸躁症的症狀，其血液中的 IL-6、IL-8、IL-1β 和 TNF-α 都會顯著增加[219]。有研究指出這些患者的腸道黏膜有低程度的發炎，包括肥大細胞活化及淋巴球增加，腸道菌叢也有所改變，導致發炎物質持續釋入全身循環，引起 HPA 軸的過度活化。我們也許可以透過益生菌調整患者的腸道環境，達到細胞激素及腸道功能的改善[220, 221]。

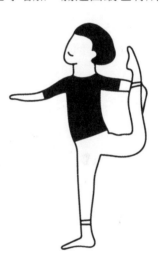

目前並無核可用來治療慢性疲勞症候群的藥物，但漸進性的有氧運動被認為可以有效緩解症狀，這不正是逆轉慢性發炎的最佳方法嗎？

阿茲海默症

　　過去幾十年來學界對於阿茲海默症的研究主要聚焦於類澱粉蛋白在腦內沉積，產生神經毒性，引起認知退化的過程。神經發炎在多數時候只是被視為一種免疫系統對上述現象的反應。然而，有愈來愈多資料顯示發炎其實也是驅動阿茲海默症形成的根本原因。上個世紀末，人們便觀察到在類澱粉斑塊附近會出現發炎反應，但並不清楚這是腦部嘗試移除斑塊的努力，還是反而造成斑塊形成的因素？以現有證據來看，顯然兩者都是，這也呼應了流行病學上的發現：許多慢性發炎疾病會增加罹患阿茲海默症的風險，而長期使用抗發炎藥物可減少其風險。

　　發炎是如何造成類澱粉蛋白沉積呢？當腦內環境因外傷、感染、或代謝障礙等因素而改變後，微膠細胞便會活化，釋出發炎細胞激素，吞噬或毒殺異物。有些細胞激素本身即參與了類澱粉蛋白的形成，並影響相關酵素的活性，如 IL-1 及 TNF-α [222]；而維繫神經元骨架穩定的 tau 蛋白也會受到 IL-6 所誘發的酵素影響而過度磷酸化，損害神經元 [223]。此外，在急性發炎後，微膠細胞可能變成長期活化與增生狀態，試圖更加努力地去清除異物，

但很可惜的，其清除類澱粉蛋白的能力不增反減，徒然釋出大量發炎物質，廣泛破壞神經元 [224]。有些免疫細胞的基因型態也被發現與阿茲海默症相關，也就是說，個體發炎傾向的不同，導致了罹患阿茲海默症的風險差異 [225]。一篇於 2017 年發表的文章更進一步澄清了發炎之於阿茲海默症的分子機制，他們發現發炎體會刺激 IL-1β 產生，使**腦部發炎**，並促成一種稱為 ASC 斑點（ASC-speck）的物質形成，當 ASC 斑點被釋出到細胞外時，會促進類澱粉蛋白聚集，**顯示發炎反應不只是阿茲海默症病程中的一個連帶現象，更是關鍵致病原因** [226]。

接著，我們還可以從代謝疾患與阿茲海默症之間的關係來探討發炎在其中扮演的角色。讀者是否有聽過阿茲海默症是第三型糖尿病？這個見解最初會被提出乃是基於以下觀察：糖尿病患者較易罹患阿茲海默症；而阿茲海默症病患也較易罹患糖尿病。近期研究認為上述共病現象是有其生理學依據的，即慢性發炎會造成胰島素阻抗，除了形成周邊所觀察到的代謝障礙外，也會造成腦部神經元退化及記憶功能減損。這是為什麼呢？因為腦部其實也是高度倚賴胰島素作用的部位，在皮質、海馬迴、下視丘、紋狀體及小腦都有其接受器。胰島素可促進神經可塑性、調節微膠

細胞、並控制細胞激素分泌。當慢性發炎同時造成周邊與中樞的胰島素阻抗時，上述腦部機能當然大受影響。此外，胰島素失靈後，許多營養素代謝會出現異常，比如糖尿病患的血糖與血脂問題，這些**血中成分的變化也可透過發炎傷害腦部**。

我們就先以脂肪來說，統合分析指出脂肪在阿茲海默症的研究、診斷、與治療上都有其角色[227]，比如脂肪可引起發炎反應，當游離脂肪酸刺激了類鐸受體，會釋出 TNF-α、IL-1β 和 IL-6 等促發炎激素到血流中；而游離脂肪酸亦可結合血腦屏障上的內皮細胞，改變其通透性，隨後浸潤到腦部。對大腦而言，出現太多的游離脂肪酸可不是好消息，因爲這會誘發神經醯胺（ceramide）的製造、模式辨識受體活化、及細胞內質網膜壓力（endoplasmic reticulum stress），造成腦部發炎及退化。當腦部偵測到恆定狀態改變後，微膠細胞便會活化，進一步惡化發炎。

另一與代謝疾患密切相關的物質——糖化終產物也被認爲與腦部發炎及阿茲海默症有關。糖化終產物是糖類與蛋白質或脂質在非特定反應下的產物，隨著正常老化，本來就會增加。但若是人體處於高糖環境，其產量就會變多。阿茲海默症病患的腦部有較多的糖化終產物，會引發細胞內質網膜壓力、tau 蛋白過度

磷酸化、神經纖維纏結、突觸受損與認知減退。甚至有研究指出糖化終產物的接受器可能也是類澱粉蛋白的接受器,而且參與了血腦屏障完整性被破壞的過程。

綜上所述,我們再次看見發炎扮演了關鍵橋梁的角色,將各種對腦部有害的因子轉化成毒性蛋白沉積及神經元退化的結果。也許未來能有更為專一的抗發炎藥物可用來預防或逆轉阿茲海默症,但在那之前,我們還是先做好日常抗發炎的護腦工程吧。

帕金森氏症

帕金森氏症除了顫抖、肢體僵硬、動作緩慢、與姿態不穩等核心症狀外,隨著病程發展,也會有明顯的認知障礙,包括專注力差、思考速度減低、視覺空間障礙、甚至性格改變。關於其病理,一般認為是因為腦幹黑質細胞退化,使神經傳遞物質多巴胺分泌不足,進而讓紋狀體的功能受到影響,而無法調節大腦皮質、視丘與錐體外系統的訊息,最終引起運動與認知功能障礙。

那為什麼黑質細胞會退化呢?慢性發炎被認為是潛在的原因[228]。以感染為例,細菌內毒素所引起的微膠細胞活化及發炎

介質產生，會造成黑質細胞的粒線體功能異常及氧化壓力增加，當黑質的多巴胺細胞退化到一定程度後，就會引發帕金森氏症的病理表現。

在動物實驗中，曾發現抗發炎藥物能避免上述發炎對黑質細胞的損害，從而減少動作障礙的出現[229]。也許有人會好奇，感染不就是幾天的事情，病菌被清除後，還會有長期的發炎反應嗎？答案是令人痛苦的。小鼠研究指出內毒素所引起的腦部 TNF-α 增加可持續長達十個月（儘管血液和肝臟裡的 TNF-α 早在幾天內就消失），且伴隨慢性微膠細胞活化、IL-1β 及核因子 kappa B 的表現。在感染後七個月，減少了 23% 的黑質細胞，十個月時更減少了 47%[230]。戲謔地說，腦部根本就是個很會記恨的地方，一旦發炎程序啟動了，其進行性的破壞便難以終結。依此來看，**我們是否太輕忽了每次感染與受傷（甚至可能包括非必要性侵入式治療）對腦部長期退化的影響？**

最後，我們把目光聚焦到一個也可能透過免疫機制引起帕金森氏症的體內來源——腸道健康。臨床上，常可觀察到許多個案合併有顯著的腸胃症狀，如便秘、腹脹或消化不良等，而且這些情形可能早在動作障礙發生前就已出現。近年來，科學家們陸

續釐清腸道與腦部互動的環節，包括腸道菌、代謝物、免疫系統及神經網絡等路徑都讓兩者密不可分。腸道菌種類及其產生的物質，可能會引起系統性發炎，也會讓腦部出現有毒蛋白，產生帕金森氏症的病理表現。因此，我們應在腦部黑質細胞受到不可逆破壞前，及早改善體內外的致炎因子，不然現在動作慢了，以後等著我們的就是真正的顫抖、僵硬與遲緩了。

本章結束前，我們再次以身體調適負荷（allostatic load）的概念加以反思發炎與心智的關係：從出生開始，腦部可能陸續承受了缺氧、腦傷、疾病、物質濫用、心理創傷、或失眠等壓力，每一項都與發炎相關，林林總總加起來，形成了發炎的總和。以失智而言，當這總和成了腦部不可承受之重時，神經元與神經元之間的手便會鬆開，走向萎縮與凋亡。諷刺的是，我們用無比繁複的心思與氣力泳渡於生命之河，卻因為壓力及代謝等因素所引起的腦部發炎，逐漸在毒性蛋白積累中沉沒下去，失去對自己與愛人的記憶。這難道是生命的反撲？倘若是如此，也許唯有透過壓力調節、生活再平衡、以及生命價值的重新定義，才能維持心智世界的完整。

診療室的
曙光

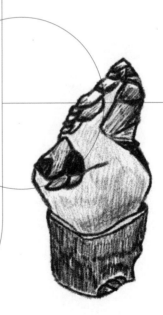

Chapter 06

本章將介紹如何透過科學實證且切實可行的方法，改善我們已因慢性發炎而逐漸失序的身心狀態。但在一開始，想先與讀者們一齊作好認知與心態上的調整，好讓我們有足夠的準備迎接改變。

　　你是否在聽聞治療者的建議或閱讀相關衛教時，不時有以下念頭：

　　「這真的有效嗎？不過就是那類老生常談。」

　　「這樣活著太麻煩了，如果最後還是生病，不就虧大了！」

　　「這我大概都試過了，沒什麼效，不想再試了。」

　　「這我都知道啊，但我想要更輕鬆、更容易做到的方法。」

在臨床診療的過程中，常可觀察到人們會有一種狀況：輕忽已知可行的方法，追求浮誇不實的偏方；又或者低估自身行為的影響，卻高估主觀認知的判斷（其實大多是缺乏邏輯的感覺或臆測）。如此捨本逐末，是難以做好健康維護的！

認知科學告訴我們，在大腦前額葉有個調控客觀利弊與主觀好惡的部位，稱為腹內側前額葉皮質（ventromedial prefrontal cortex），它能讓我們去做該做但又不太想做的事，比如寫功課很無聊，但我還是努力把它完成。當該腦區功能不佳時，就會讓我們無法做出真正有利的選擇，也就是我知道做這件事不好，但我還是忍不住去做；又或者我知道該做什麼比較好，但就是不想去做。你在健康行為的決策上是屬於哪一種呢？《原子習慣》一書寫到：「讓每個面向都改善 1%，全部加起來就會得到可觀的成長。」「做出好 1% 或糟 1% 的選擇，在當下似乎沒差，但是經過橫越的時間放大，便會決定你是怎麼樣的人，或是你能成為怎麼樣的人。」健康不也是如此嗎？如果我們能用正確的方法做好飲食、作息與正念，持之以恆，將可逆轉存在已久的發炎劣勢，重新回到生命正軌。

宣告

Inflamed
Generation

我承認慢性發炎已經讓我疲憊不堪，生活型態更是混亂失序。我也知道自己從來沒有下定決心要解決發炎，經常使用錯誤的方法去面對它。但今後，我會把所學到的知識內化，作為日後生活的藍圖。我知道我會在一點一滴的學習、改變與進步中，逐漸擺脫發炎的束縛。我將擁有全然嶄新的生命，甚至連身邊的人也會因為我而變得更好！

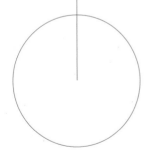

願意為自己負責的
立書人

日　期

Declaration.

社會節律治療

如果構成人體的每個細胞、組織、器官或微生物都各自爲政，那我們會有何感受？肯定是渾身不自在吧。有個案說：

> 「我總覺得身體好像不是自己的，明明很累了想睡，但大腦卻一直轉；明明想做點什麼，卻開始到處不舒服。」

在自然界，生物體機能的協調與否可是攸關存亡的大事，如果不能有效運作，將置個體於險境。英語「約日節律」一詞「circadian rhythm」，即包含了希臘文中的 circa（大約）及 dian（天），意指大約以一天二十四小時爲週期，進行生理活動，此與地球自轉有關。其實小從單細胞生物，大至飛禽走獸都有生理節律的現象，2017 年諾貝爾生理醫學獎即頒給了從果蠅研究中揭開生理節律之謎的科學家。人類如同其他哺乳類動物，身上有一種很精細的設計，負責協調各部位運作，以達成上述運行規律，這個設計就是位於腦部深處的生理時鐘，我們稱其爲下視丘的視交叉上核（suprachiasmatic nucleus）。不過，人體內設週期

並非剛好 24 小時，而是稍微多了 0.3 小時，所以如果沒有其他校正機制的話，我們每過一段時間就會日夜顛倒。幸好，視網膜上有一種感光神經節細胞，它會透過視網膜－下視丘路徑將光的訊息傳至視交叉上核，藉由環境光線變化，讓生理時鐘可與日夜 24 小時週期同步，這個現象就稱作環境同步（entrainment）。其他可影響生理節律的因子還包括溫度、溼度和飲食等，但還是以光暗週期最為關鍵。視交叉上核整合環境訊息後，會向身體各主要系統發出節律訊號，比如吃飯時間到了，腸胃活動會比較活躍；晚上時，松果體則分泌褪黑激素，讓個體準備入睡。許多疾病也有晝夜節律的現象，比如氣喘好發於晚上，心肌梗塞容易於凌晨發生。最新研究甚至發現，癌症治療的給藥時間也應參考生理節律，如果在一天當中對的時間點給藥，將可增加療效或減少副作用。

在第四章睡眠的單元裡，我們已經回顧了睡眠剝奪與輪班者的發炎狀況，但即便不是職業所逼，現代人也普遍作息不規律，導致形形色色的情緒、睡眠與身體症狀，這些都與生理節律被破壞有關。既然生理節律如此重要，我們要如何穩定它呢？社會節律治療（social rhythm therapy）是一套明確可行的方法。在

1980 年代，有學者提出社會時鐘理論（social zeitgeber theory），其認爲生活壓力所導致的作息不規律，會破壞生理節律，進而導致情緒疾患的產生。而西元 2000 年後賓州匹茲堡大學的傑出學者埃倫・法蘭克（Ellen Frank）針對此一致病機轉，提出社會節律治療的概念，並於臨床實踐中證明其療效。時至今日，社會節律治療已成爲情緒疾患心理治療的優先選擇，這是爲什麼呢？「有效性」肯定是它雀屏中選的原因之一。

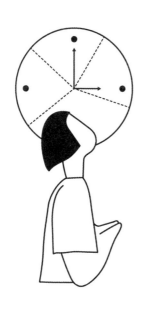

精神病患若病情嚴重住入病房，對藥物療效的反應經常比在居家環境來的好，除了即時的心理社會介入外，很大一部分原因就是病房的結構性環境幫助病患把社會節律給穩定下來！它並不像普羅大衆所想像的那種漫長而神祕的精神分析式心理治療，社會節律治療其實是相當結構性、簡明易懂、且實用性高的，亦即，它是一種短時間內便可延伸

第六章　診療室的曙光
發炎世代 INFLAMED GENERATION

到日常生活的治療取向，治療中習得的技巧可在生活中運用，而生活中碰到的難題也可於治療中討論，來來往往間，熟能生巧，逐步將穩定社會節律的技術磨得愈來愈精，然後內化成再自然不過的行為模式。**最終目標是，你不會再因為某種含混不明的價值或衝動，輕易放棄規律作息的機會；也不會因為過去的慣性，一次又一次投降於「這是最後一次」的自欺。**當複雜多變的腦內風暴──躁鬱症都可透過社會節律治療而改善時，代表全身性的發炎紛亂也會獲得調整。

不要再輕忽每一道體內外節律訊息對細胞與微生物的意義，它們是你最最親密的家人，理當獲得穩定與和諧的空間。值得一提的是，2014 年一份有趣的統合分析指出性格特質與發炎指標相關，其結果顯示在控制其他變因後，責任心特質愈強的人，其發炎指標愈低！五大性格理論中的責任心是指目標導向、做事有計畫，以及自動自發的特質，這是否意味著懂得規劃生活步調，對日常活動掌握性高的人較不會受發炎所苦呢？該研究也提到責任心特質高的人似乎於整個生命週期裡有較好的健康狀態。

在有了以上對生理節律重要性的認知後，就讓我們接著看社會節律治療的原則與作法。

1. 建立生活常規，並記錄在一張表上。主要內容包括：將週一到週日的起床、運動、早餐、與他人互動、工作／學習、午餐、下班／放學、晚餐、休閒、及上床睡覺等時間進行規劃。把預計執行與實際發生的時間都記錄下來，並檢視造成變化的因素。

2. 休閒（如追劇）、應酬或與朋友往來是較常打亂作息的環節，建議可針對這部分做好規劃，明確設定好從事的強度與長度。有需要的話，可預先向親友或同事表達你的需求，就像一開始即宣告自己不喝酒一樣，減少潛在阻力，甚至可以變成督促的力量。

3. 原則上，每一天主要活動的時間差不要超過一小時。比如平日是七點起床，那假日不要早於六點，也不要晚於八點起床。睡眠與飲食是最重要的標定點，其他如工作、學習或休閒則以強度或複雜度相近的活動替換也可以。如果每日行程的時間變異過大會有什麼後果呢？已有證據顯示學生或上班族平日勞累、週末補眠的狀況，也就是所謂的「社交時差」，會增加肥胖、糖尿病、以

及心血管疾病的風險。2019 年有一篇研究指出，睡眠不足會降低身體對胰島素的感受性，而且斷續性的補眠無助於健康恢復。

4. 如有重大行程，比如考試、出差、或旅遊，實在難以固定所有作息時，則先以規律睡眠與飲食爲目標。這也提醒了我們及早做好安排的重要性，比如提早準備考試、簡報內容，選擇比較合適的交通班次，或考慮使用節律調整方法，如褪黑激素或照光等，減少身體所承受的衝擊。

　　治療者與個案在一同擬定作息計畫的過程中，經常會遭遇許多困難，但千萬不要因此而氣餒，更不可相互指責，唯有透過開放討論、多元思辨、睿智提案、以及眞誠決策，才能達成目標，讓個案找回規律、平衡、且充實的生活。

　　以下二則臨床實例，展現了治療者與個案提出反思，進行認知調整的記錄。

案例分享（一）

情境

十九歲活力充沛男大學生：「最近是四年一度的世界盃足球賽耶，我幾乎每天熬夜看直播！醫師你要我不看真的很為難。你沒年輕過嗎？」

處方

睡眠節律的穩定幫助你度過四年一度的發炎盛會。

反思

* 熬夜的代價是什麼？紊亂作息與過激情緒的加乘作用是否會帶來發炎的傷害？

* 球賽之於我的意義是什麼？它有重要到不可錯過嗎？一定要每一場都看嗎，能否有所取捨？會不會只是一種直覺式或制約式的行為？這中間有否被行銷置入的可能？同儕壓力是否合理，是一種從眾效應？我與任一支球隊、任一位球員的連結是什麼？我為什麼要為其瘋狂／發炎？

認知矯正與替代方案

* 生活的快樂不必倚賴煙火式的短暫刺激。

* 短暫刺激經常帶來悵然與失落。

* 對敏感體質者，一次次擾亂作息簡直是慢性自殺。

* 我還有其他可以帶來期待與快樂的事物，而且是對人體
  有益，經常可做的。

* 我所尋求的快樂是建立在早已認真思考過的生命價值與
  目標上，而非盲從與虛耗。

* 如果真的非看不可，可以預錄下來，在每天固定的電視
  ／休閒時段看。

回家作業

其他想法、感受與行為策略。

案例分享（二）

情境

二十五歲多愁善感女研究生：「室友、同學，其實也包括我
自己啦，都覺得晚上比較可以思考，能夠多聊些什麼，寫些
什麼，如果早早躺上床，好像就浪費了。我也會擔心朋友覺
得我不好相處，不屬於那群體。」

處方

勇敢說出需要，讓真誠的友誼萌芽茁壯。

反思

熬夜的代價是什麼？深夜時的思緒奔馳及過度反芻是一種健
康的狀態嗎？還是一種腦部耗損、發炎、走向早衰的歷程？
當夜晚成了醞釀詩意的容器，白日是否醉去？十年磨一劍，
還是殺雞取卵、竭澤而漁？

認知矯正與替代方案

* 如果文字鋪排需要某種秩序，那作息也是。

* 如果詩意與瘋狂只有一線之隔，千萬不要將腳尖伸出、
  試圖跨越。

* 我的朋友喜歡我，不會只是因為在夜晚出沒的我格外迷
  人；如果這是段值得珍惜的友誼，我會希望它在陽光下
  依然耀眼，並於入夜後帶來美夢。

* 如果朋友在乎我、關心我，他們不只會認同我不熬夜的
  決定，也許還會提醒我，甚至跟我一起改變。

* 腦部承載了關於維繫友誼的初衷、方法與記憶，如果壞
  了，友誼還能像我期待的那樣嗎？

回家作業

其他想法、感受與行為策略

正念

　　當身心長期處於失衡狀態，內在就會有莫名的不安與害怕。許多失眠、肥胖或焦慮等慢性發炎的個案幾乎沒有一天是放鬆的，常有個案這樣描述：

「覺得自己怎麼樣都不對勁，也說不上哪裡有問題，但就是渾身不舒暢。」

也曾有個案比喻：

「壓力就像變形蟲，當你想擺脫牠，牠便以另個型態溜進你的生活。」

　　的確，當細胞激素流淌於血液中，擾亂了神經與內分泌系統，全身各處，包括腦部，都會陷入警戒狀態。無怪乎焦慮症的特徵包括坐立難安、肌肉緊繃、不耐煩、疲憊、與睡眠障礙，即便有些個案尚未達「疾病」程度，但也足以令其生活品質大

打折扣了。嚴格來說，其實這些焦慮並不是沒有來由的，更不是「想太多」，它是一種警訊，是**身體的無言抗議**，希望我們能及時做出改變。但很無奈的，大多數個案並不了解這層意涵，而是繼續過著充滿壓力、失眠與快步調的生活。更甚者，還會以愈益偏差的思維、情緒與行為模式來處理這些焦慮，比如覺得自己不被尊重、對別人缺乏耐性、更加災難化思考、或從事沒有助益的自娛活動，如夜唱、大吃等。於是，這演變成一種惡性循環：「不健康的生活方式→發炎→焦慮→更失序的生活方式→發炎→焦慮……」。

身心醫學大師弗朗茲·亞歷山大（Franz Gabriel Alexander）觀察到有七種疾病常會因為心理因素而惡化或復發，亦即消化性潰瘍、氣喘、風溼性關節炎、潰瘍性結腸炎、原發性高血壓、神經性皮膚炎與甲狀腺毒症等，他將這七種狀況統稱為「Holy seven」。一般而言，發炎性疾病對壓力的易感受性可用「情緒－自律神經失調－發炎－病情惡化」的模型來解釋。但更進一步，從本節觀點來看，這些疾病的病程亦是陷入前述惡性循環，讓壓力與發炎不斷相互堆疊，成了搖搖欲墜的身心之塔。因此，下文將介紹**正確的行為技巧，用以取代人們錯誤的壓力因應方式**，只

要持之以恆，每天練習，便可以感受到身心逐漸放鬆，進而打斷圍繞發炎而生的焦慮與不適。

首先，讓我們以麻州大學醫學院教授喬·卡巴金（Jon Kabat-Zinn）所發展出來的正念方法（mindfulness）作為調整認知與行為的起點。「**正念**」**非關宗教或道德**，相反的，它是**以一種不評斷、開放胸懷的方式擁抱這個世界**。正念被廣泛用來處理壓力相關問題，也已在多個研究裡被證實能夠顯著降低發炎，從客觀的生理指標到個案的主觀感受都可以看到改善。正念冥想（mindfulness meditation）是正念減壓中的一套行為技巧。在 2013 年發表的一篇回顧性文章中，指出正念冥想可以改善免疫、降低發炎、調整自律神經、提升端粒酶活性（減少細胞老化）、增加血清素與褪黑激素的血漿濃度 [231]。對於失眠、焦慮、腸躁症、慢性疼痛、及壓力性暴食等常見症狀有所幫助，也可以提升重症患者的生活品質，如癌症、愛滋及自體免疫疾病。有研究認為，正念冥想可調節大腦前額葉皮質與邊緣系統的活性，改善我們的注意力、執行力、情緒調節、及思考彈性，甚至還能延緩神經細胞的退化。當執行力等腦功能改善了，我們會更有能力去實踐健康的生活型態。況且，正因為發炎對人體的傷害如此廣泛，

我們更是需要採用對身體
與心理皆有積極助益的正
念療法。

　　正念是一種態度，一
種看待自己、他人與世界
的方式。喬·卡巴金教授
提出了以下七項要素，筆
者亦根據心理學理與臨床
經驗補充其涵義：

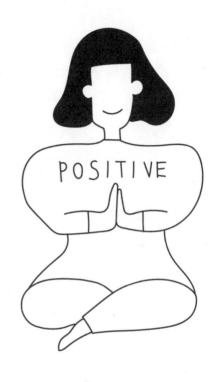

1. 不評斷（non-judging）

　　純然作為當下思緒與
情感的觀察者，對於不斷
流動的內在與外在經驗，
我們只要後退一步，默默感受它，而不要被它給抓住。如果不慎
陷進去了，也無需自責，悄悄的把注意力挪開，緩緩抽離。告訴
自己，很多評斷其實只是一種慣性，那種機械式的反應無助於對
事物的覺察與處理，唯有學會靜觀，才能看的透徹，處之泰然。

有個案說：「過去的我總是一直鑽牛角尖，繞都繞不出來，直到接受治療後，才發現世界有多寬廣。」

對事物遽下評斷，就像是船才剛啓航便下了錨，總是卡在中途，無以開拓旅程。又以憂鬱來說，個案常會過分自責，而這種自我攻擊又與客體所引發的愛恨相互連繫，所以如果慣以評斷的方式看待自己與客體的關係，糾結就會不斷擴大，複雜難解。不評斷不是無所作爲，而是張開心眼，看見事物最原初的面貌，並且找到自己所處的位置。

2. 耐心（patience）

時間是讓智慧萌芽的沃土，值得我們細細耕耘。**如果我們總是注意尙未存在的「下一刻」，不就浪費掉無數正在發生的「這一刻」**。把握當下，有耐心的隨時間前行，才是珍惜生命「每一刻」的作法。比如友誼、感情、投資、甚或各種談判，都需要等待的智慧，當你愈想用力做些什麼，往往適得其反，可能嚇跑了人、魯莽買賣、或掉入圈套。此外，時間也可以爲傷痛帶來療癒，如果滿腦縈繞著未來肯定悽慘的想法，或反過來，只期待某種扭轉乾坤式的救贖，將會讓自己錯失穩步復原的機會，而始終

活在折磨與失望的深淵。

3. 初心（beginner's mind）

　　不只每天都是新的一天，每一次吐息，每一回待人接物，都是嶄新體驗。這不是故作趣味，更非自欺欺人，事實上，我們已經太習慣以「這又沒什麼」、「遇過很多次了」、或「還不就是這樣」來回應大部分的訊息，大腦就像被設定好的電腦，只要按下按鈕，就會跑出相應結果。也許就某種角度來看，這樣很有效率，可以快速處理大小事務，但卻錯過了許多生命機緣，浪費原本應有的豐美。試想，時空更迭、人際遷異、經驗積累與情感流動，我們與環境的本質就是「變化」，每一年分的紅酒有不同風味，同一本書每次看都有不同心得，甚至每天前往工作的路上都可能遇見新事物。是什麼緣故令個體失去初心？不外乎是忙碌不堪筋疲力盡、苦澀鬱悶興致全無、又或者驕傲自負不屑一顧，無論何種處境其實都相當堪憐，以驕傲者來說不就是陷入「致命的自負」？讓心騰空，才能不被定見所圍，即使舊物在前，也能映現新景。

4. 接納（acceptance）

事物的本質能被改變嗎？有多少煩惱源自於此？人心總傾向把萬事萬物捏塑一番，改成想要的樣子，若不如所願，便煩悶彆扭，怨天尤人。**「接納」的態度是尊重自己與客體的界線（boundary），不讓加諸其上的期待與想像反成痛苦的淵藪。**也許有人會說：「不會啊，我事業、家庭、和財富各方面都很得意，一切操之我手！」「過去有人或有什麼事讓我不滿意的，只要略施手段，就可以迎刃而解！」殊不知，這些讓個體出現虛幻控制感的經驗卻是引人走向貪婪與狂妄的誘餌，使其覺得既能夠、也必須將生命安排得趨近完美；同時，一併將所有不順其意的人、事、物排除在外，營造舉目所及皆是一片和諧的同溫層。只是，當生命吹起逆風，一件件不受控的事情冒出來，竟戳破原本的假象，令個體陷入否認、憤怒、與悲傷，難以接受生命竟有殘缺。在自體心理學裡，我們稱此現象為自戀受損（narcissistic injury），其內在完整性瀕臨崩毀。其實生命就像一座生態系，接納各種經驗與客體的本質，保有多樣性，珍惜學習與反思的機會，才能承受突如其來的變化，領受幸福與苦難並呈的生命實相。

5. 放下（letting go）

接納事物的存在後，下一步，我們可以選擇將它置於心中何處，看是耿耿於懷、不時反芻區、還是平和共處、少有往來區。作為心田的主人，若放任凡事心頭繞，就如同讓荊棘盤據於良田，難有清淨與收成的可能。「放下」不是刻意遺忘，是指讓思緒自然流動，對每個念頭投以大致均等的注意力，不刻意否認或強調好／壞想法的存在，也不令情緒與行為圍繞某一思維打轉。有時候，當過分依戀或仇恨某事時，其實它的面貌與本質已被我們扭曲；而竭力想把一件事忘去時，它卻在心中扎根扎得愈深。這都顯示「放下」才能保有真實、維持平衡，也才是善待自己的良方。

6. 不強求（non-striving）

人們多數時候總想著下一步要怎麼走，準備完成什麼目標，預防壞事發生，或發想著美夢，很難讓心空閒下來。腦部似乎有種設計，傾向列出代辦事項並加以追蹤，驅動我們時時刻刻尋求任務完成的可能。然而，生命不是趕集，沒有什麼非張羅不可

的。「**強求**」往往令個體採取過激手段，損壞自己與客體的關係；甚至打從一開始便是基於錯誤想像，才會不加節制的追索。生命的恆久價值與美好，需要我們以質樸謙誠的心，依循事物運行之理來領略，而非讓慾望吞噬自己，淹沒了諸多生機與可能。

7. 信任（trust）

從何時開始，我們與客體間的關係逐漸被偏執與猜疑給充滿，甚至面對內在，也少了理解與信任？如果說壓力會引起發炎，那缺乏信任便是社會騷亂的根源，而事實上，腦部發炎也的確被證明會引起偏執。如本書宗旨所言，環境壓迫令個體飽受發炎所苦，以至於在心理感受與腦部功能上（兩者密不可分）都產生負面反應，個體對環境變得更具敵意，生存愈益艱難。正念是希望我們打開信任之窗，如同作息與飲食調整一樣，透過主動改變，減少環境對我們的傷害，信任自己與信任當下將會帶來生命視角的煥然一新。

在有了上述七種心態為基礎後，配合一些行為技巧，可以讓我們心性與行為合一，越練越精，效果愈好。我常跟個案鼓勵說：「這就像練功，你有看過蹲一個禮拜的馬步就變武術大師

嗎？就算吃藥也不是一週就好。所以要堅持下去，每天至少練半小時，大概半年後就會看到成效。而且練起來的功才是你的，就像內功護體一樣，誰也帶不走。」會這樣說是有科學根據的，研究人員發現久經訓練的冥想者會比初學者有更明顯的腦部功能改善，練習的時日愈久，面對壓力的反應（杏仁核活動）就愈平穩。以下我們列舉幾樣生活中經常可用的正念技巧。

ϕ（一）正念呼吸

1. 選擇溫度、光線與背景聲音合宜的環境，以自然舒適的姿勢坐下。一般而言，保持端正、脊椎挺直、肌肉放鬆、肩膀自然下垂、四肢與臀部平穩的置於平面（如雙足踩地、雙手放於大腿上），讓重心保持在身體中線上，是最合適的坐姿。

2. 眼睛與嘴巴微閉（張開亦可，但不要干擾注意力的集中），用鼻子平緩呼吸，不用刻意調整速度，只需靜靜覺察氣息流動，從鼻子進入胸腔的感覺，包括呼吸道的觸覺、溫覺、與新鮮空氣帶來的充實感。

3. 如果思緒飄掉了，想起雜事或身體不適，不用慌張或自

責，只需緩緩把注意力拉回，繼續恢復平穩的呼吸。

4. 逐步拉長練習時間，以每天至少半小時爲目標。

φ（二）正念飲食

1. 飲食與睡眠一樣，需要心無旁騖地去執行，不要讓其他事情分散了注意力（比如談工作、用手機）。

2. 靜靜坐於桌前，感受進食前的飢餓，觀察與其有關的腹部、肌肉、心跳、與意識狀態。

3. 因爲飢餓而飲食，而非出於發洩或享樂。

4. 取好適量與均衡的食物（剛開始可以包括一些愛吃、卻不健康的食物），分開擺放，不要混雜。旁邊放一杯白開水。

5. 感受每種食物的色澤、氣味，包括帶油或糖霜的量。

6. 先喝一口水，體驗那清爽、澄明與滋潤，彷彿嘴巴、食道與胃腸都被洗淨般。

7. 從較爲清淡、少加工的食物開始吃起，細細咀嚼，體驗它的口感、溫度、與味道，並覺察從第一口到最後一口

的變化，比如看似乏味的食物愈嚼愈有滋味，而多油高糖的食物卻令人愈感嫌膩。

8. 注意進食後飢餓是否消退了？還想再吃嗎？如果又多吃了幾口，身體有什麼感覺？

9. 食畢，是否對食物產生不同以往的情感？比如欣賞大自然所成就的美妙食物？感激農人從種植到收成的努力？對天然手作食物與加工量產食物的情感又有何不同？

正念飲食不僅可以讓心靜下來，增進耐心與覺察力，這種「有意識的飲食」還被證實可以減低對食物的欲望、控制進食量，對腸道與代謝都有幫助。

φ（三）正念行走

1. 找個可以自由行走的安全空間，不會有人打擾你，也不會受到交通工具威脅的地方。

2. 緩步的走，肌肉放鬆，姿勢端正，感覺每一次跨步時，腳如何抬起、放下，手又如何擺動。

3. 只是覺察，不用刻意去維持或調整步伐大小與速度。

4. 如果分心了，或眞的越走越快，不用焦急，只要再把注意力放回手腳擺動的感知上，慢慢就會和緩下來。

其實不管是正念呼吸、冥想、飲食或行走，都是可以深入鑽研的學問。實行過程中會遇到困難，也會得到許多反饋與心得，每個人的經驗歷程都是獨一無二的，如果仔細記錄下來說不定還可寫本書呢。在日積月累的練習與修正中，關於覺察力與情緒調節力的神經迴路會愈來愈成熟，自律神經及壓力荷爾蒙也會隨之穩定下來，對於發炎的控制將有很大的助益。

抗炎飲食與益生菌

ф 地中海飲食

目前最具實證、架構最完整、也最明確可行的健康飲食便屬地中海飲食了。它不僅被認爲可以減少罹患代謝性疾病、心血管疾病、或癌症的風險，還可預防失智，延長壽命，其廣泛的身體

助益絕不亞於人們額外購買的保健食品，而且不用比較廠牌或配方，只需**採買當季新鮮食物，落實於三餐**即可。

　　為什麼地中海飲食能夠照顧好全身大大小小的細胞和組織呢？如果有讀過前面章節，應該可以很快聯想到它也許有抗發炎的效果。沒錯，近十年來，已有諸多研究證實其能顯著降低發炎負擔，比如一篇 2017 年發表的回顧性文章指出，地中海飲食是種可以調節發炎的強大工具，不但減緩了老化相關發炎分子的產生，還可促進體內抗發炎機制，因此地中海飲食是對付「發炎－老化（Inflamm-aging）」的良方 [232]。雖然我們不是生活在地中海沿岸，但其實有許多在地常見食材也具有同樣效果，以下將進一步介紹地中海飲食的方針。（惟食物攝取量會受到年紀、性別、疾病與活動量所影響，為避免因遺漏讀者的個別需求而造成誤導，本書只介紹原則，至於詳細菜單規劃可進一步至各地衛生局社區營養推廣中心或醫院營養諮詢門診接受指導。）

1. 大家最常忽略的一點是，其實地中海飲食的基石是多活動！規律運動不僅本身就可以抗發炎，還可改善情緒，增進其他健康行為的維持（包括飲食），促進代謝，讓

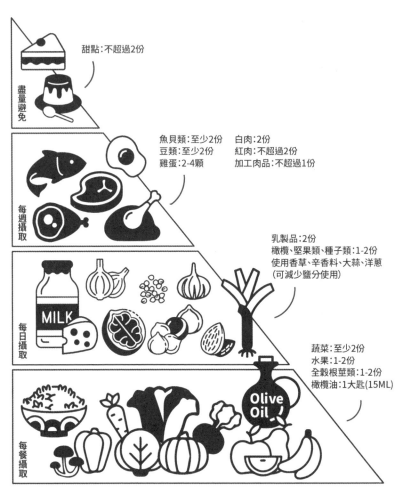

甜點：不超過2份

盡量避免

魚貝類：至少2份　白肉：2份
豆類：至少2份　紅肉：不超過2份
雞蛋：2-4顆　　加工肉品：不超過1份

每週攝取

乳製品：2份
橄欖、堅果類、種子類：1-2份
使用香草、辛香料、大蒜、洋蔥
（可減少鹽分使用）

MILK

每日攝取

蔬菜：至少2份
水果：1-2份
全穀根莖類：1-2份
橄欖油：1大匙（15ML）

Olive
Oil

每餐攝取

圖 6-1　地中海飲食

吃進去的營養能夠被妥善吸收。以世界衛生組織的建議來看，成年人以及沒有因爲身體因素而活動受限的老年人，每週都應完成至少 150 分鐘中等強度的有氧運動，每次活動應持續 10 分鐘以上。所謂中等程度大致就是還可以跟旁邊的人聊天，但是沒辦法唱歌的激烈程度；或以快走爲例，要達到每分鐘 100 步以上。

2. 接著進入飲食的部分。建議每餐都要攝取全穀類、蔬菜、水果、以及健康的油脂（橄欖油爲主，不宜高溫烹調）。每天攝取適量乳製品、豆類、堅果、與辛香料（如薑黃、茴香，可減少鹽分使用）。每天喝大約 1.5 ～ 2 公升的白開水。目前對於每日建議飲酒量仍有爭議，但有鑑於國人多數是屬於酒精代謝能力較差的體質，建議以盡量不飲酒爲原則。

3. 每週至少攝取兩次魚貝類，雞蛋與禽肉可大概二到三天吃一份，盡量少吃甜食、紅肉與加工肉品（每週不超過一份）。

小提醒

魚類與堅果，可以選擇富含 omega-3 的種類，如鯖魚、虱目魚、和核桃等。而蔬果方面則以能吃到多種顏色為佳，比如火龍果、地瓜葉、木瓜、苦瓜、和葡萄等，其內含的酚類與上述的 omega-3 都具有良好抗發炎效果。在維生素補充上，若飲食攝取及日晒（每天早上十點到下午三點之間，晒 10 分鐘太陽）皆已足夠，則不建議長時間、高劑量額外補充維生素或深海魚油，以免因過量而中毒。

◊ 益生菌

如果把軀體當成是一座城堡，細胞是國民，那你知道城堡裡的多數國民不是人類自己嗎？人體內大部分的細胞是由微生物所組成，而其遺傳物質的總和更是人類基因組的數倍以上。所以如果我們要維持皇城內（體內）的和氣，豈能不好好重視微生物的狀態？

研究發現，這些微生物與我們的體重、情緒、疾病形成、以

及對藥物的反應都有關聯。比如帕金森氏症，一個原本被認為是腦部神經元退化，與腸道八竿子打不著的疾病，在 2016 年卻有一篇重量級期刊的文章指出，某些腸道菌會促發 α-突觸核蛋白（α-synuclein, 一種與帕金森氏症有關的毒性蛋白）所造成的運動神經元障礙以及微膠細胞活化（發炎）[233]。實驗中，研究者使用一種會過度表現 α-突觸核蛋白的小鼠，發現必須要有上述腸道菌叢的存在才會讓小鼠出現動作障礙，而給予抗生素消除細菌後，症狀會緩解，但若重新養回細菌，病狀又會出現。此外，若將帕金森氏症患者與健康者的腸道菌分別移植到上述小鼠的腸道後，則前者較會令小鼠動作惡化；若將某些菌叢代謝物餵給無菌老鼠吃，一樣會出現神經性發炎及動作障礙。其箇中原因是什麼呢？研究者認為是細菌所產生的物質活化了免疫系統，導致腦部發炎以及 α-突觸核蛋白聚集。類似的腸－腦關係不僅在神經退化性疾病上可以看到，在神經發展性疾病中（如自閉症）也能發現。

　　還有其他身體系統也會受腸道菌影響嗎？我們先回到腸道免疫的原點談起。腸道是人體接觸到諸多病原體或異物的第一道防線，如何同時抵抗入侵者，又能耐受腸道菌的存在，便是其奧妙

之處。科學家發現，嬰兒一出生便開始透過與環境的接觸，形塑腸道菌叢的樣貌，其與母親身上的菌叢、出生過程、及哺乳方式等都有關係。人類在斷奶前會有一段免疫系統對腸道菌產生耐受性的關鍵期，此時所建立的共生關係可以延續到成年。於是，我們和這群一起長大的細菌朋友們，像生命共同體般，一起分工著腸道養分的吸收與免疫調節。比如我們吃進肚子裡的膳食纖維未能被妥善消化，腸道菌可以透過發酵等過程協助分解，也會產生如短鏈脂肪酸或維生素等養分。但反過來說，飲食型態也會影響腸道菌叢的狀態（可以在進食後短短數小時內發生），比如富含脂肪、蛋白質的食物，容易讓一些格蘭氏陰性菌過度生長，其菌體上的內毒素會引起全身發炎，與肥胖、糖尿病等代謝疾患的形成有關；而如果食用的是均衡、少加工、以及高纖的食物，則好菌會逐漸變多，菌種多樣性也較高。上述現象可以從各種飲食文化的族群其腸道菌種明顯不同來看出。除消化功能外，腸道菌也與免疫系統緊密互動。腸道黏膜的免疫環境是高度特化的，某種程度獨立於系統性免疫外，從其逐漸成熟、免疫細胞分化、到免疫蛋白的產生，都有腸道菌參與其中。因此，當菌叢劣化後，便可能引起過敏、癌症、或自體免疫疾病。

此外，**腸道中還有非常豐富的神經網絡，堪稱人體的第二大腦**，腸道菌能透過短鏈脂肪酸、色胺酸代謝物與次級膽汁酸等物質與神經系統互動，其中傳遞訊息的路徑包括迷走神經、神經內分泌與神經免疫系統，可謂**人體三大恆定調控系統都在腸道中環環相扣**。同時，大腦也可透過自律神經調節腸道功能，進而改變腸道菌叢的組成與運作。因此，不管是飲食影響菌叢，或壓力影響腦部，任一端遭遇不利因子都會連動整個菌叢－腸－腦的失調，而形成所謂的腦－腸疾病（brain-gut disorder），如腸躁症、情緒障礙或多發性硬化症等。

既然腸道菌相如此重要，那有什麼方法可以保持或改善其狀態呢？以下將根據現有的科學證據提供對策。

1. 盡量給新生兒哺餵母乳。母乳可增加 Bifidobacteria 菌量[234]，其可合成維生素 B 群、促進腸道蠕動與免疫功能，是年輕腸道的重要益菌。

2. 均衡、少加工、以及高纖食物，有利於好菌增長，菌種多樣性也會提高，而符合這些原則的地中海飲食確實被

發現可以改善菌叢。至於油炸物、加工肉品、或人工甘味等當然就少吃爲妙了。

3. 適量食用發酵乳製品，例如優格、優酪乳，可以增加有益的 lactobacilli，減少與發炎疾病相關的 Enterobacteriaceae。

4. 運動也可以改善腸道菌相 [235]，有報告指出運動員的腸道菌種是比較豐富的，且組成也與一般人不同。在小鼠實驗中甚至發現運動所誘導的腸道菌可以顯著改善化學物質所引發的腸炎 [236]。

5. 雖然有研究認爲益生菌補充品對健康個體的意義不大，但對於腸道菌叢已經失衡的個體則是有明確幫助的。選擇這類產品有幾項原則：要選經研究證實可在腸道定殖的益生菌株（如 Lactobacillus acidophilus、Lactobacillus casei 或 Bifidobacterium bifidum）、菌種功效（每種產品的功能取向不同）、菌量要足（大約每天一百億）、服用時機（每種菌株有其個別需求，一般而言，在餐前 30 分鐘或隨餐服用，益生菌比較容易在腸道存活）、及保

存方式（注意是否需冷藏）。最後，關於菌種要多少才剛好，目前並沒有明確答案，建議可以選擇不同定殖部位與功效的益生菌來搭配，比如 Lactobacillus 可以在小腸生存，而 Bifidobacterium 則喜歡在大腸後段的厭氧環境中幫我們把關。

結語

翻開教科書，幾乎所有關於發炎的定義皆會強調那是一個邁向復原與癒合的過程。如果說，發炎的最初目的是為了移除病原體與受損細胞，那慢性發炎就是人體與不良生活型態的長期抗戰。

儘管悄無聲息卻又全面擴散的致炎因子已然橫行了整個世代，許多人們踽踽獨行於其中好些漫長的時日，但我們必須理解，這是一段人類文明走向自覺的歷程。工業革命後的滿天煙塵、資本主義的竭盡壓榨與貧富差距的不公憤懣，讓人們思索關於自己與環境、當下與永續的平衡。人們在慢性發炎的煎熬中，

經歷到身體完整性被破壞的恐懼，蒙受了心智空間被顛覆的陰鬱，然而在一代人的靈性反思與科學進步後，我們終於逐漸尋回生命的初衷與自我修復的方法。

　　唯有我們靜下心來，跟自己與環境和解，尊重多元觀點，等待時間價值，才能讓身體與心靈邁向發炎的最後一哩路：癒合。

　　就讓我們一起來完成吧，這將會是一段被祝福的旅程。

掙脫狡猾的發炎證書

（肥胖／失眠）

—

茲證明＿＿＿＿＿的生活已經脫離狡猾的發炎（肥胖／失眠）。現在是狡猾的發炎（肥胖／失眠）在＿＿＿＿＿的掌握中。他可以把狡猾的發炎（肥胖／失眠）屏除於外，放在遠遠的地方。

以前，狡猾的發炎（肥胖／失眠）使＿＿＿＿＿的生活混亂不堪，甚至奪走了珍貴的快樂、記憶與健康。

但是現在＿＿＿＿＿的生活不再混亂。狡猾的發炎（肥胖／失眠）不能再給他製造艱難的時光，也無法再欺瞞他。

如果有人想知道＿＿＿＿＿如何脫離狡猾的發炎（肥胖／失眠），可以請教他一些問題。

恭喜＿＿＿＿＿已成為這方面的專家！

日期
＿＿＿＿＿＿＿＿＿＿

簽名
＿＿＿＿＿＿＿＿＿＿

Certification.

改編自美好的「Narrative Means to Therapeutic Ends」一書中的敘事治療式書信

發炎世代

Inflamed
Generation

參考文獻

References

1   Wells, J.C., *The evolution of human adiposity and obesity: where did it all go wrong?* Dis Model Mech, 2012. 5(5): p. 595-607.

2   Buttorff, C., Ruder, T., and Bauman, M. , *Multiple chronic conditions in the United States.* ISBN: 978-0-8330-9737-8, 2017 Rand Corporation. 2017.

3   Murakami, M. and T. Hirano, *The molecular mechanisms of chronic inflammation development.* Front Immunol, 2012. 3: p. 323.

4   Li, J., et al., *The role of toll-like receptor 4 in tumor microenvironment.* Oncotarget, 2017. 8(39): p. 66656-66667.

5   Fioranelli, M., et al., *Stress and Inflammation in Coronary Artery Disease: A Review Psychoneuroendocrineimmunology-Based.* Front Immunol, 2018. 9: p. 2031.

6   Liu, L. and C. Chan, *The role of inflammasome in Alzheimer's disease.* Ageing Res Rev, 2014. 15: p. 6-15.

7   Lu, B., et al., *Novel role of PKR in inflammasome activation and HMGB1 release.*

Nature, 2012. 488(7413): p. 670-4.

8   Magna, M. and D.S. Pisetsky, *The role of HMGB1 in the pathogenesis of inflammatory and autoimmune diseases.* Mol Med, 2014. 20: p. 138-46.

9   Simard, J.C., et al., *S100A8 and S100A9 induce cytokine expression and regulate the NLRP3 inflammasome via ROS-dependent activation of NF-kappaB(1.).* PLoS One, 2013. 8(8): p. e72138.

10 Swindell, W.R., et al., *Robust shifts in S100a9 expression with aging: a novel mechanism for chronic inflammation.* Sci Rep, 2013. 3: p. 1215.

11 Lopez-Armada, M.J., et al., *Mitochondrial dysfunction and the inflammatory response.* Mitochondrion, 2013. 13(2): p. 106-18.

12 He, Y., H. Hara, and G. Nunez, *Mechanism and Regulation of NLRP3 Inflammasome Activation.* Trends Biochem Sci, 2016. 41(12): p. 1012-1021.

13 Netea-Maier, R.T., et al., *Modulation of inflammation by autophagy: Consequences for human disease.* Autophagy, 2016. 12(2): p. 245-60.

14 Chen, Y.M., et al., *Association between autophagy and inflammation in patients with rheumatoid arthritis receiving biologic therapy.* Arthritis Res Ther, 2018. 20(1): p. 268.

15 Huseby, E.S., et al., *Pathogenic CD8 T cells in multiple sclerosis and its experimental models.* Front Immunol, 2012. 3: p. 64.

16 Miossec, P., *Interleukin-17 in rheumatoid arthritis: if T cells were to contribute to inflammation and destruction through synergy.* Arthritis Rheum, 2003. 48(3): p. 594-601.

17 Pace, T.W., F. Hu, and A.H. Miller, *Cytokine-effects on glucocorticoid receptor function: relevance to glucocorticoid resistance and the pathophysiology and treatment of major depression.* Brain Behav Immun, 2007. 21(1): p. 9-19.

18   Barnes, P.J., *Anti-inflammatory actions of glucocorticoids: molecular mechanisms.* Clin Sci (Lond), 1998. 94(6): p. 557-72.

19   Nikkheslat, N., et al., *Insufficient glucocorticoid signaling and elevated inflammation in coronary heart disease patients with comorbid depression.* Brain Behav Immun, 2015. 48: p. 8-18.

20   Silverman, M.N. and E.M. Sternberg, *Glucocorticoid regulation of inflammation and its functional correlates: from HPA axis to glucocorticoid receptor dysfunction.* Ann N Y Acad Sci, 2012. 1261: p. 55-63.

21   Maguire, J. and J.A. Salpekar, *Stress, seizures, and hypothalamic-pituitary-adrenal axis targets for the treatment of epilepsy.* Epilepsy Behav, 2013. 26(3): p. 352-62.

22   Raison, C.L., L. Capuron, and A.H. Miller, *Cytokines sing the blues: inflammation and the pathogenesis of depression.* Trends Immunol, 2006. 27(1): p. 24-31.

23   Sajadieh, A., et al., *Increased heart rate and reduced heart-rate variability are associated with subclinical inflammation in middle-aged and elderly subjects with no apparent heart disease.* Eur Heart J, 2004. 25(5): p. 363-70.

24   O'Donnell, K., et al., *Self-esteem levels and cardiovascular and inflammatory responses to acute stress.* Brain Behav Immun, 2008. 22(8): p. 1241-7.

25   Woody, A., et al., *Stress-Induced Parasympathetic Control and Its Association With Inflammatory Reactivity.* Psychosom Med, 2017. 79(3): p. 306-310.

26   Cunha, F.Q., et al., *Interleukin-8 as a mediator of sympathetic pain.* Br J Pharmacol, 1991. 104(3): p. 765-7.

27   Giallauria, F., et al., *Autonomic dysfunction is associated with high mobility group box-1 levels in patients after acute myocardial infarction.* Atherosclerosis, 2010. 208(1): p. 280-4.

28   Marz, P., et al., *Sympathetic neurons can produce and respond to interleukin 6.* Proc

Natl Acad Sci U S A, 1998. 95(6): p. 3251-6.

29　Wei, S.G., et al., *Proinflammatory cytokines upregulate sympathoexcitatory mechanisms in the subfornical organ of the rat.* Hypertension, 2015. 65(5): p. 1126-33.

30　Medzhitov, R., *Origin and physiological roles of inflammation.* Nature, 2008. 454(7203): p. 428-35.

31　Nasef, N.A., S. Mehta, and L.R. Ferguson, *Susceptibility to chronic inflammation: an update.* Arch Toxicol, 2017. 91(3): p. 1131-1141.

32　Ellinghaus, D., et al., *Analysis of five chronic inflammatory diseases identifies 27 new associations and highlights disease-specific patterns at shared loci.* Nat Genet, 2016. 48(5): p. 510-8.

33　Holmdahl, R., et al., *Ncf1 polymorphism reveals oxidative regulation of autoimmune chronic inflammation.* Immunol Rev, 2016. 269(1): p. 228-47.

34　Khosro, S., et al., *Night work and inflammatory markers.* Indian J Occup Environ Med, 2011. 15(1): p. 38-41.

35　Emeny, R.T., et al., *Job strain-associated inflammatory burden and long-term risk of coronary events: findings from the MONICA/KORA Augsburg case-cohort study.* Psychosom Med, 2013. 75(3): p. 317-25.

36　Kim, S.W., et al., *Night shift work and inflammatory markers in male workers aged 20-39 in a display manufacturing company.* Ann Occup Environ Med, 2016. 28: p. 48.

37　Joung, J.Y., et al., *A literature review for the mechanisms of stress-induced liver injury.* Brain Behav, 2019. 9(3): p. e01235.

38　Frank, M.G., et al., *Microglia: Neuroimmune-sensors of stress.* Semin Cell Dev Biol, 2019.

39 Weber, M.D., et al., *Stress induces the danger-associated molecular pattern HMGB-1 in the hippocampus of male Sprague Dawley rats: a priming stimulus of microglia and the NLRP3 inflammasome.* J Neurosci, 2015. 35(1): p. 316-24.

40 Frank, M.G., et al., *Stress sounds the alarmin: The role of the danger-associated molecular pattern HMGB1 in stress-induced neuroinflammatory priming.* Brain Behav Immun, 2015. 48: p. 1-7.

41 Passos, I.C., et al., *Inflammatory markers in post-traumatic stress disorder: a systematic review, meta-analysis, and meta-regression.* Lancet Psychiatry, 2015. 2(11): p. 1002-12.

42 Hajishengallis, G., *Periodontitis: from microbial immune subversion to systemic inflammation.* Nat Rev Immunol, 2015. 15(1): p. 30-44.

43 Xiong, X., et al., *Periodontal disease and adverse pregnancy outcomes: a systematic review.* BJOG, 2006. 113(2): p. 135-43.

44 D'Aiuto, F., et al., *Oxidative stress, systemic inflammation, and severe periodontitis.* J Dent Res, 2010. 89(11): p. 1241-6.

45 D'Aiuto, F., et al., *Periodontitis and systemic inflammation: control of the local infection is associated with a reduction in serum inflammatory markers.* J Dent Res, 2004. 83(2): p. 156-60.

46 Tomar, S.L. and S. Asma, *Smoking-Attributable Periodontitis in the United States: Findings From NHANES III.* J Periodontol, 2000. 71(5): p. 743-751.

47 Tanni, S.E., et al., *Smoking status and tumor necrosis factor-alpha mediated systemic inflammation in COPD patients.* J Inflamm (Lond), 2010. 7: p. 29.

48 Shiels, M.S., et al., *Cigarette smoking and variations in systemic immune and inflammation markers.* J Natl Cancer Inst, 2014. 106(11).

49 Arnson, Y., Y. Shoenfeld, and H. Amital, *Effects of tobacco smoke on immunity,*

inflammation and autoimmunity. J Autoimmun, 2010. 34(3): p. J258-65.

50　Carlens, C., et al., *Smoking, use of moist snuff, and risk of chronic inflammatory diseases.* Am J Respir Crit Care Med, 2010. 181(11): p. 1217-22.

51　Hosseinzadeh, A., et al., *Nicotine induces neutrophil extracellular traps.* J Leukoc Biol, 2016. 100(5): p. 1105-1112.

52　Lee, J., et al., *Nicotine drives neutrophil extracellular traps formation and accelerates collagen-induced arthritis.* Rheumatology (Oxford), 2017. 56(4): p. 644-653.

53　Lin, R.K., et al., *The tobacco-specific carcinogen NNK induces DNA methyltransferase 1 accumulation and tumor suppressor gene hypermethylation in mice and lung cancer patients.* J Clin Invest, 2010. 120(2): p. 521-32.

54　Au, A., et al., *Estrogens, inflammation and cognition.* Front Neuroendocrinol, 2016. 40: p. 87-100.

55　Vegeto, E., V. Benedusi, and A. Maggi, *Estrogen anti-inflammatory activity in brain: a therapeutic opportunity for menopause and neurodegenerative diseases.* Front Neuroendocrinol, 2008. 29(4): p. 507-19.

56　Maggio, M., et al., *The relationship between testosterone and molecular markers of inflammation in older men.* J Endocrinol Invest, 2005. 28(11 Suppl Proceedings): p. 116-9.

57　Jones, R.D., et al., *Testosterone and atherosclerosis in aging men: purported association and clinical implications.* Am J Cardiovasc Drugs, 2005. 5(3): p. 141-54.

58　Bobjer, J., et al., *Negative association between testosterone concentration and inflammatory markers in young men: a nested cross-sectional study.* PLoS One, 2013. 8(4): p. e61466.

59　Mohamad, N.V., et al., *The relationship between circulating testosterone and inflammatory cytokines in men.* Aging Male, 2019. 22(2): p. 129-140.

60 Kiecolt-Glaser, J.K., et al., *Childhood adversity heightens the impact of later-life caregiving stress on telomere length and inflammation.* Psychosom Med, 2011. 73(1): p. 16-22.

61 Varese, F., et al., *Childhood adversities increase the risk of psychosis: a meta-analysis of patient-control, prospective- and cross-sectional cohort studies.* Schizophr Bull, 2012. 38(4): p. 661-71.

62 Danese, A., et al., *Adverse childhood experiences and adult risk factors for age-related disease: depression, inflammation, and clustering of metabolic risk markers.* Arch Pediatr Adolesc Med, 2009. 163(12): p. 1135-43.

63 Midei, A.J., et al., *Childhood physical abuse is associated with incident metabolic syndrome in mid-life women.* Health Psychol, 2013. 32(2): p. 121-7.

64 Miller, G.E. and E. Chen, *Harsh family climate in early life presages the emergence of a proinflammatory phenotype in adolescence.* Psychol Sci, 2010. 21(6): p. 848-56.

65 Chiang, J.J., S.E. Taylor, and J.E. Bower, *Early adversity, neural development, and inflammation.* Dev Psychobiol, 2015. 57(8): p. 887-907.

66 Schreier, H.M., et al., *Family chaos and adolescent inflammatory profiles: the moderating role of socioeconomic status.* Psychosom Med, 2014. 76(6): p. 460-7.

67 Byrne, M.L., et al., *Self-reported parenting style is associated with children's inflammation and immune activation.* J Fam Psychol, 2017. 31(3): p. 374-380.

68 Dube, S.R., et al., *Cumulative childhood stress and autoimmune diseases in adults.* Psychosom Med, 2009. 71(2): p. 243-50.

69 Copeland, W.E., et al., *Childhood bullying involvement predicts low-grade systemic inflammation into adulthood.* Proc Natl Acad Sci U S A, 2014. 111(21): p. 7570-5.

70 Schmeer, K.K. and A. Yoon, *Socioeconomic status inequalities in low-grade inflammation during childhood.* Arch Dis Child, 2016. 101(11): p. 1043-1047.

71 Dowd, J.B., A. Zajacova, and A.E. Aiello, *Predictors of inflammation in U.S. children aged 3-16 years.* Am J Prev Med, 2010. 39(4): p. 314-20.

72 Milaniak, I. and S.R. Jaffee, *Childhood socioeconomic status and inflammation: A systematic review and meta-analysis.* Brain Behav Immun, 2019. 78: p. 161-176.

73 Rudolph, M.D., et al., *Maternal IL-6 during pregnancy can be estimated from newborn brain connectivity and predicts future working memory in offspring.* Nat Neurosci, 2018. 21(5): p. 765-772.

74 Challier, J.C., et al., *Obesity in pregnancy stimulates macrophage accumulation and inflammation in the placenta.* Placenta, 2008. 29(3): p. 274-81.

75 Segovia, S.A., et al., *Maternal obesity, inflammation, and developmental programming.* Biomed Res Int, 2014. 2014: p. 418975.

76 Westermeier, F., et al., *Programming of fetal insulin resistance in pregnancies with maternal obesity by ER stress and inflammation.* Biomed Res Int, 2014. 2014: p. 917672.

77 Adamo, K.B., Z.M. Ferraro, and K.E. Brett, *Can we modify the intrauterine environment to halt the intergenerational cycle of obesity?* Int J Environ Res Public Health, 2012. 9(4): p. 1263-307.

78 Osborne, S., et al., *Antenatal depression programs cortisol stress reactivity in offspring through increased maternal inflammation and cortisol in pregnancy: The Psychiatry Research and Motherhood - Depression (PRAM-D) Study.* Psychoneuroendocrinology, 2018. 98: p. 211-221.

79 Kapoor, A., et al., *Fetal programming of hypothalamo-pituitary-adrenal function: prenatal stress and glucocorticoids.* J Physiol, 2006. 572(Pt 1): p. 31-44.

80 Bilbo, S.D. and V. Tsang, *Enduring consequences of maternal obesity for brain inflammation and behavior of offspring.* FASEB J, 2010. 24(6): p. 2104-15.

81   Goeden, N., et al., *Maternal Inflammation Disrupts Fetal Neurodevelopment via Increased Placental Output of Serotonin to the Fetal Brain.* J Neurosci, 2016. 36(22): p. 6041-9.

82   Golan, H.M., et al., *Specific neurodevelopmental damage in mice offspring following maternal inflammation during pregnancy.* Neuropharmacology, 2005. 48(6): p. 903-17.

83   Arsenault, D., et al., *The different effects of LPS and poly I:C prenatal immune challenges on the behavior, development and inflammatory responses in pregnant mice and their offspring.* Brain Behav Immun, 2014. 38: p. 77-90.

84   Brown, A.S. and E.J. Derkits, *Prenatal infection and schizophrenia: a review of epidemiologic and translational studies.* Am J Psychiatry, 2010. 167(3): p. 261-80.

85   Brown, A.S., et al., *Elevated maternal interleukin-8 levels and risk of schizophrenia in adult offspring.* Am J Psychiatry, 2004. 161(5): p. 889-95.

86   Buka, S.L., et al., *Maternal cytokine levels during pregnancy and adult psychosis.* Brain Behav Immun, 2001. 15(4): p. 411-20.

87   Brown, A.S. and P.H. Patterson, *Maternal infection and schizophrenia: implications for prevention.* Schizophr Bull, 2011. 37(2): p. 284-90.

88   Lee, C.G., et al., *Adipokines, inflammation, and visceral adiposity across the menopausal transition: a prospective study.* J Clin Endocrinol Metab, 2009. 94(4): p. 1104-10.

89   Bechlioulis, A., et al., *Short-term hormone therapy improves sCD40L and endothelial function in early menopausal women: potential role of estrogen receptor polymorphisms.* Maturitas, 2012. 71(4): p. 389-95.

90   Bechlioulis, A., et al., *Increased vascular inflammation in early menopausal women is associated with hot flush severity.* J Clin Endocrinol Metab, 2012. 97(5): p. E760-4.

91 Mishra, A. and R.D. Brinton, *Inflammation: Bridging Age, Menopause and APOEepsilon4 Genotype to Alzheimer's Disease*. Front Aging Neurosci, 2018. 10: p. 312.

92 Christensen, A. and C.J. Pike, *Menopause, obesity and inflammation: interactive risk factors for Alzheimer's disease*. Front Aging Neurosci, 2015. 7: p. 130.

93 Reed, S.D., et al., *Daily salivary cortisol patterns in midlife women with hot flashes*. Clin Endocrinol (Oxf), 2016. 84(5): p. 672-9.

94 Gibson, C.J., R.C. Thurston, and K.A. Matthews, *Cortisol dysregulation is associated with daily diary-reported hot flashes among midlife women*. Clin Endocrinol (Oxf), 2016. 85(4): p. 645-51.

95 Sievert, L.L., et al., *Stress and the menopausal transition in Campeche, Mexico*. Womens Midlife Health, 2018. 4: p. 9.

96 Albrecht, D.S., et al., *Brain glial activation in fibromyalgia - A multi-site positron emission tomography investigation*. Brain Behav Immun, 2019. 75: p. 72-83.

97 Dandona, P., A. Aljada, and A. Bandyopadhyay, *Inflammation: the link between insulin resistance, obesity and diabetes*. Trends Immunol, 2004. 25(1): p. 4-7.

98 Mooy, J.M., et al., *Major stressful life events in relation to prevalence of undetected type 2 diabetes: the Hoorn Study*. Diabetes Care, 2000. 23(2): p. 197-201.

99 Esteve, E., W. Ricart, and J.M. Fernandez-Real, *Dyslipidemia and inflammation: an evolutionary conserved mechanism*. Clin Nutr, 2005. 24(1): p. 16-31.

100 Mirea, A.M., et al., *IL-1 Family Cytokine Pathways Underlying NAFLD: Towards New Treatment Strategies*. Trends Mol Med, 2018. 24(5): p. 458-471.

101 Wu, X., et al., *Relevance of the NLRP3 Inflammasome in the Pathogenesis of Chronic Liver Disease*. Front Immunol, 2017. 8: p. 1728.

102 Kiecolt-Glaser, J.K., *Stress, food, and inflammation: psychoneuroimmunology and*

nutrition at the cutting edge. Psychosom Med, 2010. 72(4): p. 365-9.

103 Xiao, L., et al., *Renal Denervation Prevents Immune Cell Activation and Renal Inflammation in Angiotensin II-Induced Hypertension.* Circ Res, 2015. 117(6): p. 547-57.

104 Caillon, A. and E.L. Schiffrin, *Role of Inflammation and Immunity in Hypertension: Recent Epidemiological, Laboratory, and Clinical Evidence.* Curr Hypertens Rep, 2016. 18(3): p. 21.

105 Gonzalez, F., *Inflammation in Polycystic Ovary Syndrome: underpinning of insulin resistance and ovarian dysfunction.* Steroids, 2012. 77(4): p. 300-5.

106 Bagi, Z., Z. Broskova, and A. Feher, *Obesity and coronary microvascular disease - implications for adipose tissue-mediated remote inflammatory response.* Curr Vasc Pharmacol, 2014. 12(3): p. 453-61.

107 Ikonomidis, I., et al., *Inflammatory and non-invasive vascular markers: the multimarker approach for risk stratification in coronary artery disease.* Atherosclerosis, 2008. 199(1): p. 3-11.

108 Steptoe, A. and M. Kivimaki, *Stress and cardiovascular disease.* Nat Rev Cardiol, 2012. 9(6): p. 360-70.

109 Wirtz, P.H. and R. von Kanel, *Psychological Stress, Inflammation, and Coronary Heart Disease.* Curr Cardiol Rep, 2017. 19(11): p. 111.

110 Dragano, N., et al., *Effort-Reward Imbalance at Work and Incident Coronary Heart Disease: A Multicohort Study of 90,164 Individuals.* Epidemiology, 2017. 28(4): p. 619-626.

111 Rein, P., et al., *Systemic inflammation is higher in peripheral artery disease than in stable coronary artery disease.* Atherosclerosis, 2015. 239(2): p. 299-303.

112 Chow, M.T., A. Moller, and M.J. Smyth, *Inflammation and immune surveillance in*

cancer. Semin Cancer Biol, 2012. 22(1): p. 23-32.

113 Coppe, J.P., et al., *The senescence-associated secretory phenotype: the dark side of tumor suppression.* Annu Rev Pathol, 2010. 5: p. 99-118.

114 Cole, S.W., *Chronic inflammation and breast cancer recurrence.* J Clin Oncol, 2009. 27(21): p. 3418-9.

115 Chuang, K.J., et al., *The effect of urban air pollution on inflammation, oxidative stress, coagulation, and autonomic dysfunction in young adults.* Am J Respir Crit Care Med, 2007. 176(4): p. 370-6.

116 Pope, C.A., 3rd, et al., *Exposure to Fine Particulate Air Pollution Is Associated With Endothelial Injury and Systemic Inflammation.* Circ Res, 2016. 119(11): p. 1204-1214.

117 Du, Y., et al., *Air particulate matter and cardiovascular disease: the epidemiological, biomedical and clinical evidence.* J Thorac Dis, 2016. 8(1): p. E8-E19.

118 Liang, R., et al., *Effect of exposure to PM2.5 on blood pressure: a systematic review and meta-analysis.* J Hypertens, 2014. 32(11): p. 2130-40; discussion 2141.

119 Lee, M.S., et al., *Effects of Personal Exposure to Ambient Fine Particulate Matter on Acute Change in Nocturnal Heart Rate Variability in Subjects Without Overt Heart Disease.* Am J Cardiol, 2016. 117(1): p. 151-6.

120 Brook, R.D., et al., *Particulate matter air pollution and cardiovascular disease: An update to the scientific statement from the American Heart Association.* Circulation, 2010. 121(21): p. 2331-78.

121 Yue, W., et al., *Short term PM2.5 exposure caused a robust lung inflammation, vascular remodeling, and exacerbated transition from left ventricular failure to right ventricular hypertrophy.* Redox Biol, 2019. 22: p. 101161.

122 Ostro, B., et al., *Chronic PM2.5 exposure and inflammation: determining sensitive subgroups in mid-life women.* Environ Res, 2014. 132: p. 168-75.

123 Schneider, A., et al., *Ambient PM2.5 exposure up-regulates the expression of costimulatory receptors on circulating monocytes in diabetic individuals.* Environ Health Perspect, 2011. 119(6): p. 778-83.

124 Guxens, M., et al., *Air Pollution Exposure During Fetal Life, Brain Morphology, and Cognitive Function in School-Age Children.* Biol Psychiatry, 2018. 84(4): p. 295-303.

125 Volk, H.E., et al., *Traffic-related air pollution, particulate matter, and autism.* JAMA Psychiatry, 2013. 70(1): p. 71-7.

126 Volk, H.E., et al., *Autism spectrum disorder: interaction of air pollution with the MET receptor tyrosine kinase gene.* Epidemiology, 2014. 25(1): p. 44-7.

127 Becerra, T.A., et al., *Ambient air pollution and autism in Los Angeles county, California.* Environ Health Perspect, 2013. 121(3): p. 380-6.

128 Siddique, S., et al., *Attention-deficit hyperactivity disorder in children chronically exposed to high level of vehicular pollution.* Eur J Pediatr, 2011. 170(7): p. 923-9.

129 Alvarez-Pedrerol, M., et al., *Impact of commuting exposure to traffic-related air pollution on cognitive development in children walking to school.* Environ Pollut, 2017. 231(Pt 1): p. 837-844.

130 Gu, X., et al., *Association between particulate matter air pollution and risk of depression and suicide: systematic review and meta-analysis.* Br J Psychiatry, 2019. 215(2): p. 456-467.

131 Power, M.C., et al., *The relation between past exposure to fine particulate air pollution and prevalent anxiety: observational cohort study.* BMJ, 2015. 350: p. h1111.

132 Kioumourtzoglou, M.A., et al., *Long-term PM2.5 Exposure and Neurological Hospital Admissions in the Northeastern United States.* Environ Health Perspect,

2016. 124(1): p. 23-9.

133 Salinas-Rodriguez, A., et al., *Exposure to ambient PM2.5 concentrations and cognitive function among older Mexican adults.* Environ Int, 2018. 117: p. 1-9.

134 Cacciottolo, M., et al., *Particulate air pollutants, APOE alleles and their contributions to cognitive impairment in older women and to amyloidogenesis in experimental models.* Transl Psychiatry, 2017. 7(1): p. e1022.

135 Wang, B.R., et al., *PM2.5 exposure aggravates oligomeric amyloid beta-induced neuronal injury and promotes NLRP3 inflammasome activation in an in vitro model of Alzheimer's disease.* J Neuroinflammation, 2018. 15(1): p. 132.

136 Newbury, J.B., et al., *Association of Air Pollution Exposure With Psychotic Experiences During Adolescence.* JAMA Psychiatry, 2019. 76(6): p. 614-623.

137 Whitney Cowell , K.J.B., Ashley Malin , Chris Gennings , Brent A Coull , Srimathi Kannan , Harish Ganguri , Itai Kloog , Joel D. Schwartz , Robert Wright , Michelle Bosquet Enlow , Rosalind Wright, *Prenatal Exposure to PM2.5 and Infant Autonomic Nervous System Reactivity: Effect Modification by Sex and Maternal Total Antioxidant Intake during Pregnancy.* Environmental Health Perspectives, 2018. ISES-ISEE 2018 Joint Annual Meeting

138 Romieu, I., et al., *Air pollution, oxidative stress and dietary supplementation: a review.* Eur Respir J, 2008. 31(1): p. 179-97.

139 Whyand, T., et al., *Pollution and respiratory disease: can diet or supplements help? A review.* Respir Res, 2018. 19(1): p. 79.

140 Singer, K. and C.N. Lumeng, *The initiation of metabolic inflammation in childhood obesity.* J Clin Invest, 2017. 127(1): p. 65-73.

141 Ornellas, F., et al., *Combined parental obesity augments single-parent obesity effects on hypothalamus inflammation, leptin signaling (JAK/STAT), hyperphagia, and*

obesity in the adult mice offspring. Physiol Behav, 2016. 153: p. 47-55.

142 Xu, H., et al., *Chronic inflammation in fat plays a crucial role in the development of obesity-related insulin resistance.* J Clin Invest, 2003. 112(12): p. 1821-30.

143 Kreutzer, C., et al., *Hypothalamic Inflammation in Human Obesity Is Mediated by Environmental and Genetic Factors.* Diabetes, 2017. 66(9): p. 2407-2415.

144 Schur, E.A., et al., *Radiologic evidence that hypothalamic gliosis is associated with obesity and insulin resistance in humans.* Obesity (Silver Spring), 2015. 23(11): p. 2142-8.

145 Cazettes, F., et al., *Obesity-mediated inflammation may damage the brain circuit that regulates food intake.* Brain Res, 2011. 1373: p. 101-9.

146 Beilharz, J.E., J. Maniam, and M.J. Morris, *Diet-Induced Cognitive Deficits: The Role of Fat and Sugar, Potential Mechanisms and Nutritional Interventions.* Nutrients, 2015. 7(8): p. 6719-38.

147 Erridge, C., et al., *A high-fat meal induces low-grade endotoxemia: evidence of a novel mechanism of postprandial inflammation.* Am J Clin Nutr, 2007. 86(5): p. 1286-92.

148 Pistell, P.J., et al., *Cognitive impairment following high fat diet consumption is associated with brain inflammation.* J Neuroimmunol, 2010. 219(1-2): p. 25-32.

149 Aeberli, I., et al., *Low to moderate sugar-sweetened beverage consumption impairs glucose and lipid metabolism and promotes inflammation in healthy young men: a randomized controlled trial.* Am J Clin Nutr, 2011. 94(2): p. 479-85.

150 Kosova, E.C., P. Auinger, and A.A. Bremer, *The relationships between sugar-sweetened beverage intake and cardiometabolic markers in young children.* J Acad Nutr Diet, 2013. 113(2): p. 219-27.

151 Beilharz, J.E., et al., *The effect of short-term exposure to energy-matched diets enriched in fat or sugar on memory, gut microbiota and markers of brain*

inflammation and plasticity. Brain Behav Immun, 2016. 57: p. 304-313.

152 Gao, Y., et al., *Dietary sugars, not lipids, drive hypothalamic inflammation.* Mol Metab, 2017. 6(8): p. 897-908.

153 Paoli, A., et al., *The Influence of Meal Frequency and Timing on Health in Humans: The Role of Fasting.* Nutrients, 2019. 11(4).

154 Cahill, L.E., et al., *Prospective study of breakfast eating and incident coronary heart disease in a cohort of male US health professionals.* Circulation, 2013. 128(4): p. 337-43.

155 Trakada, G., et al., *Sleep Apnea and its association with the Stress System, Inflammation, Insulin Resistance and Visceral Obesity.* Sleep Med Clin, 2007. 2(2): p. 251-261.

156 Jelic, S., et al., *Vascular inflammation in obesity and sleep apnea.* Circulation, 2010. 121(8): p. 1014-21.

157 Araghi, M.H., et al., *Effectiveness of lifestyle interventions on obstructive sleep apnea (OSA): systematic review and meta-analysis.* Sleep, 2013. 36(10): p. 1553-62, 1562A-1562E.

158 Gozal, D., O.S. Capdevila, and L. Kheirandish-Gozal, *Metabolic alterations and systemic inflammation in obstructive sleep apnea among nonobese and obese prepubertal children.* Am J Respir Crit Care Med, 2008. 177(10): p. 1142-9.

159 Kalarchian, M.A., et al., *Psychiatric disorders among bariatric surgery candidates: relationship to obesity and functional health status.* Am J Psychiatry, 2007. 164(2): p. 328-34; quiz 374.

160 Raman, J., E. Smith, and P. Hay, *The clinical obesity maintenance model: an integration of psychological constructs including mood, emotional regulation, disordered overeating, habitual cluster behaviours, health literacy and cognitive*

function. J Obes, 2013. 2013: p. 240128.

161 Fischer, C.P., et al., *Plasma levels of interleukin-6 and C-reactive protein are associated with physical inactivity independent of obesity.* Scand J Med Sci Sports, 2007. 17(5): p. 580-7.

162 Gleeson, M., et al., *The anti-inflammatory effects of exercise: mechanisms and implications for the prevention and treatment of disease.* Nat Rev Immunol, 2011. 11(9): p. 607-15.

163 Manchanda, S., et al., *Low-grade neuroinflammation due to chronic sleep deprivation results in anxiety and learning and memory impairments.* Mol Cell Biochem, 2018. 449(1-2): p. 63-72.

164 Tobaldini, E., et al., *Sleep, sleep deprivation, autonomic nervous system and cardiovascular diseases.* Neurosci Biobehav Rev, 2017. 74(Pt B): p. 321-329.

165 Irwin, M.R., et al., *Sleep loss activates cellular inflammation and signal transducer and activator of transcription (STAT) family proteins in humans.* Brain Behav Immun, 2015. 47: p. 86-92.

166 Park, H., et al., *Sleep and Inflammation During Adolescence.* Psychosom Med, 2016. 78(6): p. 677-85.

167 Wilson, S.J., et al., *Shortened sleep fuels inflammatory responses to marital conflict: Emotion regulation matters.* Psychoneuroendocrinology, 2017. 79: p. 74-83.

168 Irwin, M.R., R. Olmstead, and J.E. Carroll, Sleep Disturbance, *Sleep Duration, and Inflammation: A Systematic Review and Meta-Analysis of Cohort Studies and Experimental Sleep Deprivation.* Biol Psychiatry, 2016. 80(1): p. 40-52.

169 Unnikrishnan, D., J. Jun, and V. Polotsky, *Inflammation in sleep apnea: an update.* Rev Endocr Metab Disord, 2015. 16(1): p. 25-34.

170 Smith, S.M., S.A. Friedle, and J.J. Watters, *Chronic intermittent hypoxia exerts*

CNS region-specific effects on rat microglial inflammatory and TLR4 gene expression. PLoS One, 2013. 8(12): p. e81584.

171 Gozal, D., *Sleep, sleep disorders and inflammation in children.* Sleep Med, 2009. 10 Suppl 1: p. S12-6.

172 Vyas, M.V., et al., *Shift work and vascular events: systematic review and meta-analysis.* BMJ, 2012. 345: p. e4800.

173 Knutsson, A., *Methodological aspects of shift-work research.* Chronobiol Int, 2004. 21(6): p. 1037-47.

174 Li, J., et al., *Impact of shift work on the diurnal cortisol rhythm: a one-year longitudinal study in junior physicians.* J Occup Med Toxicol, 2018. 13: p. 23.

175 Chung, M.H., et al., *Sleep and autonomic nervous system changes - enhanced cardiac sympathetic modulations during sleep in permanent night shift nurses.* Scand J Work Environ Health, 2009. 35(3): p. 180-7.

176 Hulsegge, G., et al., *Shift work is associated with reduced heart rate variability among men but not women.* Int J Cardiol, 2018. 258: p. 109-114.

177 Furlan, R., et al., *Modifications of cardiac autonomic profile associated with a shift schedule of work.* Circulation, 2000. 102(16): p. 1912-6.

178 Zhu, Y., et al., *Epigenetic impact of long-term shiftwork: pilot evidence from circadian genes and whole-genome methylation analysis.* Chronobiol Int, 2011. 28(10): p. 852-61.

179 Pagel, R., et al., *Circadian rhythm disruption impairs tissue homeostasis and exacerbates chronic inflammation in the intestine.* FASEB J, 2017. 31(11): p. 4707-4719.

180 Weinstock, L.B., A.S. Walters, and P. Paueksakon, *Restless legs syndrome--theoretical roles of inflammatory and immune mechanisms.* Sleep Med Rev, 2012.

16(4): p. 341-54.

181 Weinstock, L.B. and A.S. Walters, *Restless legs syndrome is associated with irritable bowel syndrome and small intestinal bacterial overgrowth.* Sleep Med, 2011. 12(6): p. 610-3.

182 Leung, M., et al., *Shift Work, Chronotype, and Melatonin Patterns among Female Hospital Employees on Day and Night Shifts.* Cancer Epidemiol Biomarkers Prev, 2016. 25(5): p. 830-8.

183 Chung, S.H., et al., *Melatonin attenuates dextran sodium sulfate induced colitis with sleep deprivation: possible mechanism by microarray analysis.* Dig Dis Sci, 2014. 59(6): p. 1134-41.

184 Park, Y.S., et al., *Melatonin improves experimental colitis with sleep deprivation.* Int J Mol Med, 2015. 35(4): p. 979-86.

185 Lu, W.Z., et al., *Melatonin improves bowel symptoms in female patients with irritable bowel syndrome: a double-blind placebo-controlled study.* Aliment Pharmacol Ther, 2005. 22(10): p. 927-34.

186 Xie, Z., et al., *A review of sleep disorders and melatonin.* Neurol Res, 2017. 39(6): p. 559-565.

187 Chang, Y.S., et al., *Atopic dermatitis, melatonin, and sleep disturbance.* Pediatrics, 2014. 134(2): p. e397-405.

188 Chang, Y.S. and B.L. Chiang, *Mechanism of Sleep Disturbance in Children with Atopic Dermatitis and the Role of the Circadian Rhythm and Melatonin.* Int J Mol Sci, 2016. 17(4): p. 462.

189 Cipolla-Neto, J., et al., *Melatonin, energy metabolism, and obesity: a review.* J Pineal Res, 2014. 56(4): p. 371-81.

190 Marsland, A.L., et al., *Brain morphology links systemic inflammation to cognitive*

function in midlife adults. Brain Behav Immun, 2015. 48: p. 195-204.

191 Johnson, R.W., *The concept of sickness behavior: a brief chronological account of four key discoveries.* Vet Immunol Immunopathol, 2002. 87(3-4): p. 443-50.

192 Treadway, M.T., J.A. Cooper, and A.H. Miller, *Can't or Won't? Immunometabolic Constraints on Dopaminergic Drive.* Trends Cogn Sci, 2019. 23(5): p. 435-448.

193 Valkanova, V., K.P. Ebmeier, and C.L. Allan, *CRP, IL-6 and depression: a systematic review and meta-analysis of longitudinal studies.* J Affect Disord, 2013. 150(3): p. 736-44.

194 Schiepers, O.J., M.C. Wichers, and M. Maes, *Cytokines and major depression.* Prog Neuropsychopharmacol Biol Psychiatry, 2005. 29(2): p. 201-17.

195 Tang, Y., et al., *Crohn's Disease Patients with Depression Exhibit Alterations in Monocyte/Macrophage Phenotype and Increased Proinflammatory Cytokine Production.* Dig Dis, 2019: p. 1-11.

196 Velasquez, S. and J. Rappaport, *Inflammasome Activation in Major Depressive Disorder: A Pivotal Linkage Between Psychological Stress, Purinergic Signaling, and the Kynurenine Pathway.* Biol Psychiatry, 2016. 80(1): p. 4-5.

197 Slavich, G.M. and M.R. Irwin, *From stress to inflammation and major depressive disorder: a social signal transduction theory of depression.* Psychol Bull, 2014. 140(3): p. 774-815.

198 Chourbaji, S., et al., *IL-6 knockout mice exhibit resistance to stress-induced development of depression-like behaviors.* Neurobiol Dis, 2006. 23(3): p. 587-94.

199 Kim, Y.K., et al., *Imbalance between pro-inflammatory and anti-inflammatory cytokines in bipolar disorder.* J Affect Disord, 2007. 104(1-3): p. 91-5.

200 Leboyer, M., et al., *Can bipolar disorder be viewed as a multi-system inflammatory disease?* J Affect Disord, 2012. 141(1): p. 1-10.

201 Konradi, C., S.E. Sillivan, and H.B. Clay, *Mitochondria, oligodendrocytes and inflammation in bipolar disorder: evidence from transcriptome studies points to intriguing parallels with multiple sclerosis*. Neurobiol Dis, 2012. 45(1): p. 37-47.

202 Vogelzangs, N., et al., *Anxiety disorders and inflammation in a large adult cohort.* Transl Psychiatry, 2013. 3: p. e249.

203 Khandaker, G.M., et al., *Association between serum C-reactive protein and DSM-IV generalized anxiety disorder in adolescence: Findings from the ALSPAC cohort.* Neurobiol Stress, 2016. 4: p. 55-61.

204 Celano, C.M., et al., *Anxiety Disorders and Cardiovascular Disease.* Curr Psychiatry Rep, 2016. 18(11): p. 101.

205 Michopoulos, V., et al., *Inflammation in Fear- and Anxiety-Based Disorders: PTSD, GAD, and Beyond.* Neuropsychopharmacology, 2017. 42(1): p. 254-270.

206 Monji, A., T. Kato, and S. Kanba, *Cytokines and schizophrenia: Microglia hypothesis of schizophrenia.* Psychiatry Clin Neurosci, 2009. 63(3): p. 257-65.

207 Muller, N., *Inflammation in Schizophrenia: Pathogenetic Aspects and Therapeutic Considerations.* Schizophr Bull, 2018. 44(5): p. 973-982.

208 Muller, N., et al., *The role of inflammation in schizophrenia.* Front Neurosci, 2015. 9: p. 372.

209 Montalvo-Martinez, L., et al., *Maternal Overnutrition Programs Central Inflammation and Addiction-Like Behavior in Offspring.* Biomed Res Int, 2018. 2018: p. 8061389.

210 Cui, C., D. Shurtleff, and R.A. Harris, *Neuroimmune mechanisms of alcohol and drug addiction.* Int Rev Neurobiol, 2014. 118: p. 1-12.

211 Lee, S.Y., et al., *Low-dose memantine attenuated methadone dose in opioid-dependent patients: a 12-week double-blind randomized controlled trial.* Sci Rep, 2015. 5: p.

10140.

212 Wu, H.M., et al., *Novel neuroprotective mechanisms of memantine: increase in neurotrophic factor release from astroglia and anti-inflammation by preventing microglial activation*. Neuropsychopharmacology, 2009. 34(10): p. 2344-57.

213 Xu, E., et al., *Role of microglia in methamphetamine-induced neurotoxicity*. Int J Physiol Pathophysiol Pharmacol, 2017. 9(3): p. 84-100.

214 Crews, F.T., et al., *High mobility group box 1/Toll-like receptor danger signaling increases brain neuroimmune activation in alcohol dependence*. Biol Psychiatry, 2013. 73(7): p. 602-12.

215 LaVoie, M.J., J.P. Card, and T.G. Hastings, *Microglial activation precedes dopamine terminal pathology in methamphetamine-induced neurotoxicity*. Exp Neurol, 2004. 187(1): p. 47-57.

216 Bazzichi, L., et al., *Cytokine patterns in fibromyalgia and their correlation with clinical manifestations*. Clin Exp Rheumatol, 2007. 25(2): p. 225-30.

217 Kadetoff, D., et al., *Evidence of central inflammation in fibromyalgia-increased cerebrospinal fluid interleukin-8 levels*. J Neuroimmunol, 2012. 242(1-2): p. 33-8.

218 Morris, G. and M. Maes, *Oxidative and Nitrosative Stress and Immune-Inflammatory Pathways in Patients with Myalgic Encephalomyelitis (ME)/Chronic Fatigue Syndrome (CFS)*. Curr Neuropharmacol, 2014. 12(2): p. 168-85.

219 Lakhan, S.E. and A. Kirchgessner, *Gut inflammation in chronic fatigue syndrome*. Nutr Metab (Lond), 2010. 7: p. 79.

220 Rao, A.V., et al., *A randomized, double-blind, placebo-controlled pilot study of a probiotic in emotional symptoms of chronic fatigue syndrome*. Gut Pathog, 2009. 1(1): p. 6.

221 Sullivan, A., C.E. Nord, and B. Evengard, *Effect of supplement with lactic-acid*

producing bacteria on fatigue and physical activity in patients with chronic fatigue syndrome. Nutr J, 2009. 8: p. 4.

222 Domingues, C., E.S.O.A.B. da Cruz, and A.G. Henriques, *Impact of Cytokines and Chemokines on Alzheimer's Disease Neuropathological Hallmarks.* Curr Alzheimer Res, 2017. 14(8): p. 870-882.

223 Quintanilla, R.A., et al., *Interleukin-6 induces Alzheimer-type phosphorylation of tau protein by deregulating the cdk5/p35 pathway.* Exp Cell Res, 2004. 295(1): p. 245-57.

224 Kinney, J.W., et al., *Inflammation as a central mechanism in Alzheimer's disease.* Alzheimers Dement (N Y), 2018. 4: p. 575-590.

225 Wang, M.M., et al., *Innate immune activation in Alzheimer's disease.* Ann Transl Med, 2018. 6(10): p. 177.

226 Venegas, C., et al., *Microglia-derived ASC specks cross-seed amyloid-beta in Alzheimer's disease.* Nature, 2017. 552(7685): p. 355-361.

227 Ferreira, L.S.S., et al., *Insulin Resistance in Alzheimer's Disease.* Front Neurosci, 2018. 12: p. 830.

228 Rocha, N.P., A.S. de Miranda, and A.L. Teixeira, *Insights into Neuroinflammation in Parkinson's Disease: From Biomarkers to Anti-Inflammatory Based Therapies.* Biomed Res Int, 2015. 2015: p. 628192.

229 Liu, M. and G. Bing, *Lipopolysaccharide animal models for Parkinson's disease.* Parkinsons Dis, 2011. 2011: p. 327089.

230 Qin, L., et al., *Systemic LPS causes chronic neuroinflammation and progressive neurodegeneration.* Glia, 2007. 55(5): p. 453-62.

231 Ngo, T.L., *Review of the effects of mindfulness meditation on mental and physical health and its mechanisms of action.* Sante Ment Que, 2013. 38(2): p. 19-34.

232 Martucci, M., et al., *Mediterranean diet and inflammaging within the hormesis paradigm.* Nutr Rev, 2017. 75(6): p. 442-455.

233 Sampson, T.R., et al., *Gut Microbiota Regulate Motor Deficits and Neuroinflammation in a Model of Parkinson's Disease.* Cell, 2016. 167(6): p. 1469-1480 e12.

234 van den Elsen, L.W.J., et al., *Shaping the Gut Microbiota by Breastfeeding: The Gateway to Allergy Prevention?* Front Pediatr, 2019. 7: p. 47.

235 Allen, J.M., et al., *Exercise Alters Gut Microbiota Composition and Function in Lean and Obese Humans.* Med Sci Sports Exerc, 2018. 50(4): p. 747-757.

236 Allen, J.M., et al., *Exercise training-induced modification of the gut microbiota persists after microbiota colonization and attenuates the response to chemically-induced colitis in gnotobiotic mice.* Gut Microbes, 2018. 9(2): p. 115-130.

國家圖書館出版品預行編目資料

發炎世代：為人體的心靈、免疫、疾病找到
　和諧與療癒之道 / 黃智群, 張芸瑄著. --
　初版. -- 新北市：遠足文化, 2020.06
　面；　公分. -- (遠足健康)
　ISBN 978-986-508-066-2（平裝）

　1. 心身醫學　2. 健康法

415.9511　　　　　　　　　　109006631

遠足健康

發炎世代
為人體的心靈、免疫、疾病找到和諧與療癒之道

作　　者 —— 黃智群、張芸瑄
編　　輯 —— 王育涵
總 編 輯 —— 李進文
執 行 長 —— 陳蕙慧

行銷總監 —— 陳雅雯
行銷企劃 —— 尹子麟、余一霞
書籍美術 —— 吳郁嫻

社　　長 —— 郭重興
發行人兼
出版總監 —— 曾大福
出 版 者 —— 遠足文化事業股份有限公司
地　　址 —— 231 新北市新店區民權路 108-2 號 9 樓
電　　話 —— (02) 2218-1417
傳　　眞 —— (02) 2218-0727
客服信箱 —— service@bookrep.com.tw
郵撥帳號 —— 19504465
客服專線 —— 0800-221-029
網　　址 —— https://www.bookrep.com.tw
臉書專頁 —— https://www.facebook.com/WalkersCulturalNo.1
法律顧問 —— 華洋法律事務所　蘇文生律師
印　　製 —— 呈靖彩藝有限公司

定　　價 —— 新臺幣 340 元

初版一刷　西元 2020 年 07 月
Printed in Taiwan
有著作權　侵害必究

特別聲明：有關本書中的言論內容，不代表本公司／出版集團之立場與意見，文責由作者自行承擔。